W0307756

Gesunde Füße

Schritt für Schritt zum Wohlbefinden

gesundheit aktuell

Dr. med. Gilbert Klüppel
Ulrich Kuhnt

compact

Bisher sind in dieser Reihe u. a. erschienen:

- Arthrose
- Diabetes mellitus
- Gesund abnehmen
- Mein Kind ist krank
- Neurodermitis
- Osteoporose
- Rauchfrei glücklich
- Rückengesundheit

Die Autoren

Dr. med. Gilbert Klüppel: Vor dem Medizinstudium wissenschaftliche Tätigkeiten als Diplom-Ingenieur an der Universität Münster. Anschließend Facharztausbildung in Münster und Dortmund. Danach Leiter der orthopädischen Abteilung in einer Rehaklinik. Seit 1991 in eigener Praxis in Minden niedergelassen. Zahlreiche ärztliche Zusatzausbildungen und Mitarbeit in medizinischen Fachgesellschaften.

Ulrich Kuhnt: Studium der Sportwissenschaft. Danach Leiter der Rückenschule Hannover, deren Team bundesweit in über 100 Betrieben und Behörden arbeitsplatzbezogene Rückenschulmaßnahmen anbietet und mehrere Krankenkassen berät. Mitglied im Direktorium des Bundesverbandes der deutschen Rückenschulen (BdR) e. V.

© 2008 Compact Verlag München
Alle Rechte vorbehalten. Nachdruck, auch auszugsweise, nur mit ausdrücklicher Genehmigung des Verlages gestattet.
Alle Angaben wurden sorgfältig recherchiert, eine Garantie bzw. Haftung kann jedoch nicht übernommen werden.
Chefredaktion: Dr. Angela Sendlinger
Redaktion: Barbara Fuhrmann
Produktion: Wolfram Friedrich
Titelabbildungen: mauritius images (u.); pixelio.de: Stephanie Hofschlaeger (o. 1. v. l.); fotolia.de: Monika Adamczyk (o. 2. v. l.), Eric Gevaert (o. 3. v. l.); Manuel Barroso (o. 4. v. l.)
Typografischer Entwurf: Axel Ganguin
Umschlaggestaltung: Axel Ganguin

ISBN 978-3-8174-6438-8
5464381

Besuchen Sie uns im Internet: www.compactverlag.de

Vorwort

Sozialer Wohlstand, moderne Technik und die Fortschritte der Medizin haben den Gesundheitszustand der Bevölkerung spürbar verbessert und ermöglichen ein längeres Leben mit weniger gesundheitlichen Beeinträchtigungen. Es wird aber auch immer deutlicher, welch großen Einfluss jeder Einzelne selbst auf seine Gesundheit oder auf den Verlauf einer Krankheit hat. Regelmäßige Bewegung, gesunde und ausgewogene Ernährung, eine nikotinfreie Lebensweise und die aktive Bewältigung von Stress halten gesund oder unterstützen zumindest dort, wo die Gesundheit bereits angeschlagen ist. Häufig bieten auch Selbsthilfegruppen Unterstützung, deren Arbeit wiederum aktiv von der BKK gefördert wird.

Nicht immer sind wir uns dieser Einflussmöglichkeiten bewusst. Gesundes Verhalten wirkt – ebenso wie gesundheitsschädliches Verhalten – oft erst zeitverzögert. Ein gesunder Lebensstil wird daher (leider) häufig dann erst zum Thema, wenn Beschwerden oder Erkrankungen die Betroffenen wachgerüttelt haben. Aber auch dann gibt es noch Chancen: Bewegung, gesunde Ernährung und Entspannung stärken Ihre Gesundheit und verbessern Ihr Wohlbefinden in jedem Lebensabschnitt, in jeder Lebenssituation. Oft sind es ganz einfache Veränderungen im Alltag, die schon Verbesserungen bringen, ohne mit größeren Kosten oder Mühen verbunden zu sein.
Die BKK hat dies schon lange erkannt und sich in allen Lebenswelten – bei der Arbeit wie in der Freizeit – als engagierter Vorreiter für Gesundheitsförderung und Prävention etabliert. Krankheiten vorzubeugen, wo immer es geht, ist eines ihrer vordringlichsten Ziele. Im Falle einer Krankheit bietet die BKK ihren Versicherten deshalb über die qualitätsgesicherte Versorgung hinaus Hilfen an, um durch Veränderungen des eigenen Lebensstils gesundheitliche Einschränkungen zu vermindern und ein möglichst unbelastetes Leben führen zu können. Einen Beitrag hierzu liefert auch die vorliegende Ausgabe des Buchs „Gesunde Füße – Schritt für Schritt zum Wohlbefinden". Details zu weiteren Angeboten erhalten Sie bei Ihrem Ansprechpartner in einer der rund 170 Betriebskrankenkassen in Deutschland oder im Internet auf der Homepage des BKK Bundesverbands unter der Adresse www.bkk.de.

Dr. Hildegard Demmer
BKK Bundesverband
Stellvertreterin des Vorstands

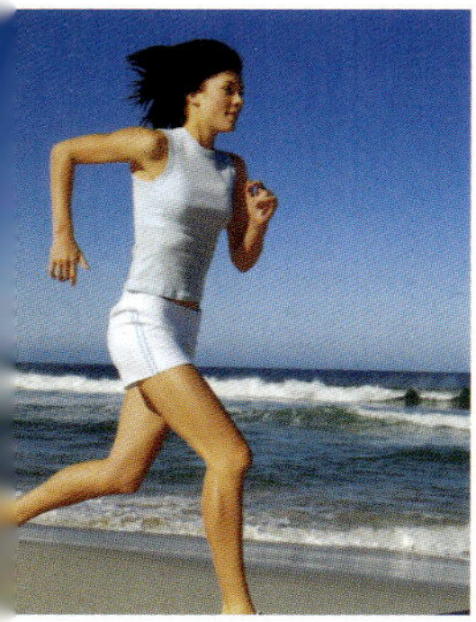

Unsere Füße – und ihre Leistungen 6

Füße bieten einen festen Stand 7

Bewegungsvielfalt der Füße 8

Füße als Wahrnehmungsorgan 11

Die persönliche Note der Füße 14

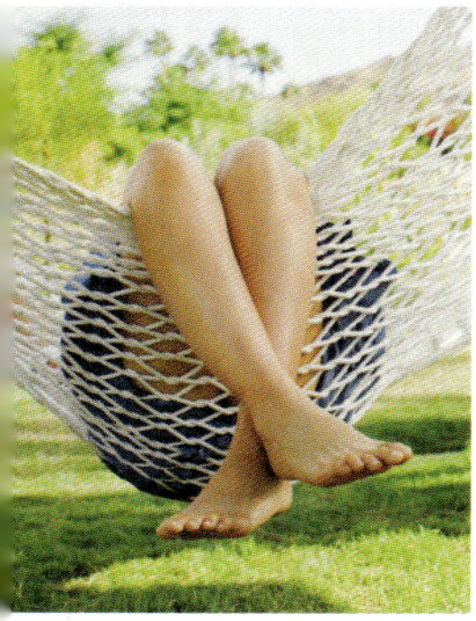

Bau und Funktion unserer Füße 18

Aufbau der Füße 19

Füße als wichtiger Teil des Bewegungssystems 30

Füße als Sinnesorgan 33

Gesunde Füße – Grundlage für gute Haltung und Bewegung 34

Entwicklung vom Kinder- zum Erwachsenenfuß 38

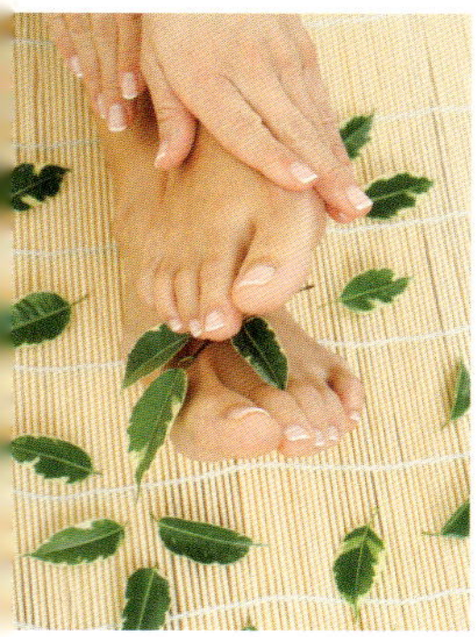

Ursachen für Fußprobleme 44

Angeborene Fußfehlbildungen 45

Erworbene Fußfehlstellungen 48

Fußverletzungen 54

Fußschädigendes Schuhwerk 60

Stehen als Belastung 62

Krankhafte Veränderungen der Haut an den Füßen 66

Fußgesundheit – ein Leben lang 74

Was sind gesunde Füße? 75

Den Füßen freien Lauf lassen 76

Fußgerechte Schuhe 77

Entlastung für Stehberufe 87

Fußgymnastik 92

Fußmassage 100

Fußpflege 104

Füße von Diabetikern 117

Sturzprophylaxe 121

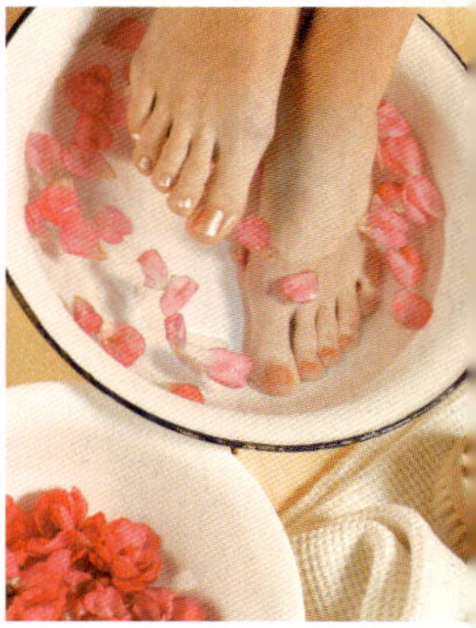

Diagnose und richtige Behandlung 128

Orthopädische Untersuchung 129

Wie teste ich meine Füße? 130

Was hilft bei Fußproblemen? 131

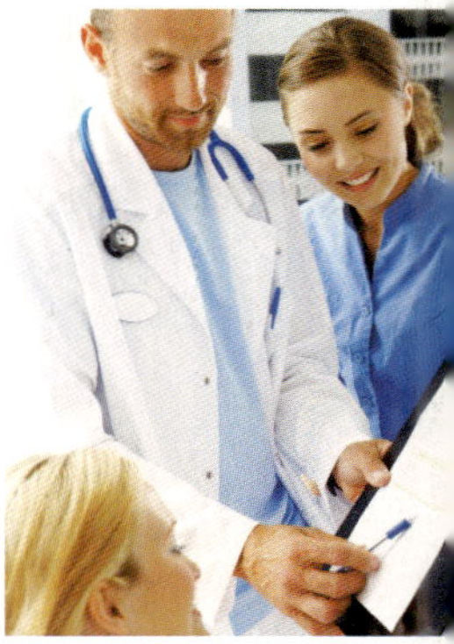

Glossar 141

Register 143

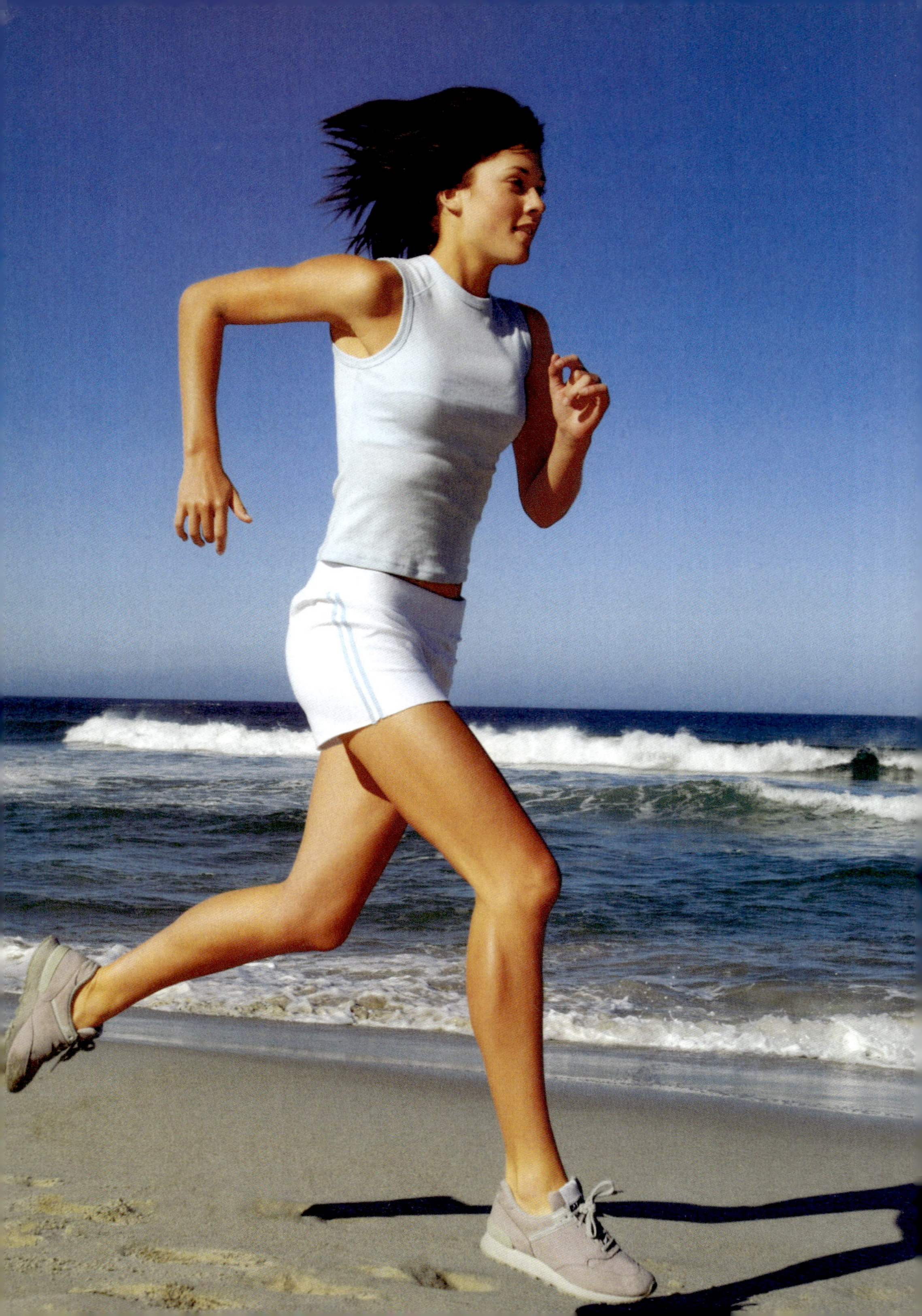

Unsere Füße – und ihre Leistungen

Täglich benutzen wir unsere Füße, aber selten nehmen wir uns Zeit, über ihre hervorragenden Leistungen nachzudenken. Sie erfüllen nicht nur wesentliche Aufgaben für unsere Körperhaltung, den festen Stand und die Fortbewegung, sondern liefern unserem Nervensystem auch wichtige Informationen.
Darüber hinaus sind sie ein Spiegel der Persönlichkeit eines Menschen. Sie geben uns Auskunft über sein allgemeines Gesundheitsbewusstsein, die körperliche Fitness und psychische Befindlichkeit. Und nicht zuletzt dienen sie als erotischer Blickfang.

Füße bieten einen festen Stand

Füße bilden das Fundament des Körpers. Sie sollten aber keinesfalls als bloße starre Standfläche angesehen werden. Unsere Füße sorgen für die notwendige Bodenhaftung des Menschen. Damit sind sie das Organ, welches im Alltag ständig mit der Umgebung in Kontakt ist. Sie müssen gleichzeitig Standfestigkeit vermitteln und Bewegung ermöglichen. Unsere Füße sind zudem wichtig für die aufrechte Körperhaltung.
Der aufrechte Stand des Menschen bringt es mit sich, dass nicht nur das gesamte Körpergewicht auf den Füßen lastet, sondern dass die kleine Grundfläche der Füße ausreichen muss, im Stehen das Gleichgewicht zu halten. Bei einem Erwachsenen beträgt die Standfläche beider Füße ca. 300 Quadratzentimeter. Das entspricht ungefähr der Größe dreier Bierdeckel. Auf dieser kleinen Fläche kann das durchschnittliche Körpergewicht eines erwachsenen Mannes von 82,4 Kilogramm und einer erwachsenen Frau von 67,5 Kilogramm ausbalanciert werden.

Füße aus verschiedenen Blickwinkeln

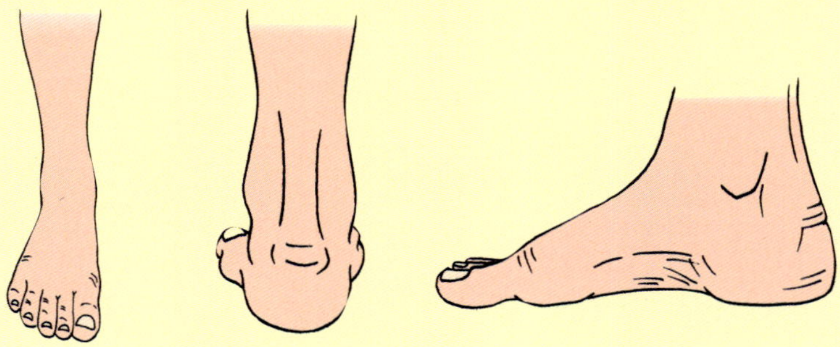

Ihre Füße meistern sehr unterschiedliche Aufgaben. So können Sie mit etwas Übung auf einem Bein stehen und Ihre Balance auf unebenen Böden aufrechterhalten.

Beim normalen Stehen in der Einkaufsschlange oder an der Bushaltestelle ist das kein Problem. Wir sind allerdings sogar in der Lage, den aufrechten Stand auf schnell dahingleitenden Sportgeräten einzunehmen, etwa beim Surfen, alpinen Skifahren, Snowboarden oder Inlineskaten.

In manchen Alltagssituationen kommen wir im Einbeinstand selbst mit der halben Auflagefläche unserer Füße aus. Mit etwas Übung können wir z. B. unsere Strümpfe oder Hosen auf einem Bein stehend anziehen. Bei einigen Sportarten, wie Turnen, Sportgymnastik oder Ballett, vollbringen die Sportler auf einem Bein gar ansehnliche Meisterleistungen.

Im täglichen Leben werden die Füße beim Stehen und Gehen auf beweglichen Unterlagen, wie z. B. beim Stehen im Zug oder in der Straßenbahn, auf einer Rolltreppe oder einem schwankenden Schiff, beim Gehen auf Waldboden und Sand, besonders gefordert. Ebenso anspruchsvoll ist das Gehen auf unebenem, steinigem Boden, wie z. B. auf Kopfsteinpflaster oder beim Wandern im Gebirge. Ständig müssen die Füße den Kontakt zum Untergrund halten, und gleichzeitig helfen sie, den Körper auszubalancieren.

Bewegungsvielfalt der Füße

Unsere Füße erbringen nicht nur Leistungen, die für den festen Stand notwendig sind, sondern Sie sollten auch flexibel und beweglich sein, um Fortbewegungsarten, wie beispielsweise Gehen, Laufen oder auch Springen, zu ermöglichen.

Die Füße stellen sich in ihrer Gesamtheit von Knochen, Muskeln und Sehnen in jeder Situation auf die Bedingungen des Untergrunds und die jeweilige Aktivität des Körpers ein. Diese Aufgaben erfordern von ihnen eine sehr hohe Anpassungsfähigkeit und schnelle Reaktionen.

Der Fuß ist keine starre Einheit, sondern eine höchst flexible Gliederkette, die sich jeder Haltungs- und Bewegungsänderung des Menschen anpasst. Die Fußaktivität erfolgt somit im Gleichklang mit der Körperbewegung.

Greifen und krabbeln

Haben Sie es schon einmal probiert? Mit Ihren nackten Füßen können Sie kleinere Gegenstände, etwa eine Münze, einen Bleistift oder ein Taschentuch, vom Boden aufnehmen. Mit den Zehen Ihrer Füße können Sie aber auch Ihren Partner unter dem Tisch in die Waden zwicken, wenn Sie ihn auf etwas aufmerksam machen oder einfach nur necken wollen.

Das Spreizen, Beugen und Strecken der Zehen ermöglichen vielfältige Bewegungsleistungen der Füße. Im Raupengang können Sie sie z. B. vorwärts und rückwärts über den Boden „robben" lassen. Dabei werden die Zehen bei glatt aufgesetztem Fuß auf den Boden gekrallt. Mit der Beugebewegung der Zehen wird die Ferse nach vorn gezogen. So wie

Sicherlich ist Ihnen die Bewegungsvielfalt Ihrer Hände bewusst. Testen Sie nun einmal die Geschicklichkeit Ihre Füße. Sie werden feststellen, dass auch sie erstaunlich viele Bewegungen meistern können.

Allgemeine Bewegungen der Füße

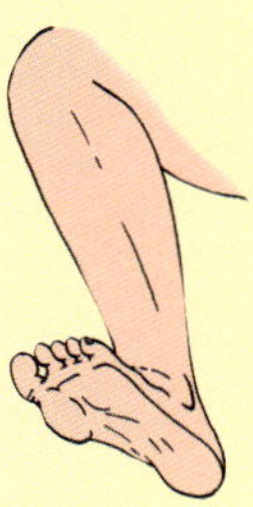

Bewegung des Fußrückens zum Schienbein (Anheben der Fußspitze; medizinisch: Dorsalextension)

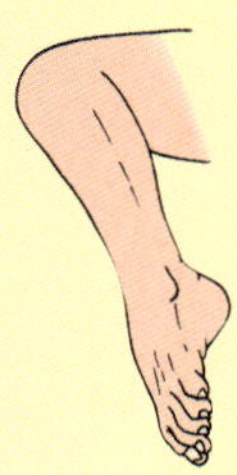

Bewegung der Fußsohle nach vorn (Senken oder Fallenlassen der Fußspitze; medizinisch: Plantarflexion)

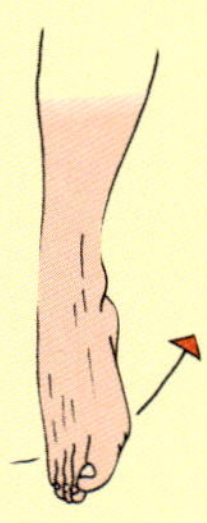

Anheben des inneren Fußrandes (medizinisch: Supination)

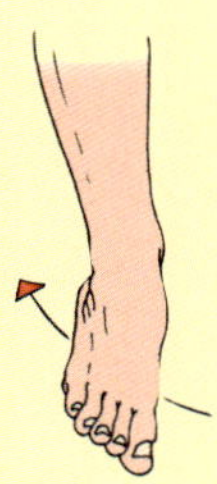

Anheben des äußeren Fußrandes (medizinisch: Pronation)

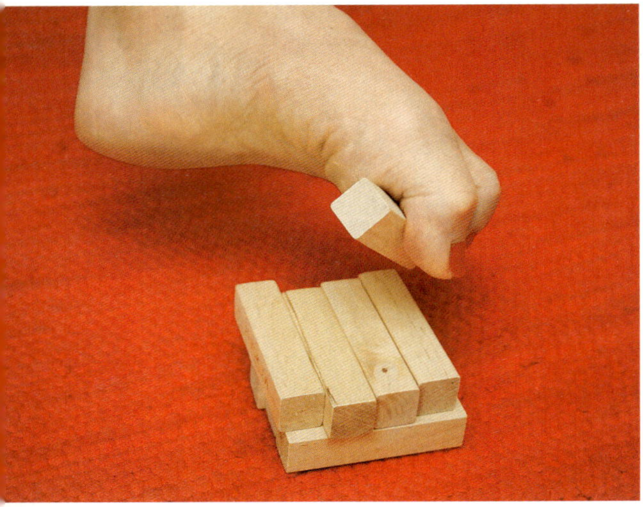

die Raupe in der Vorwärtsbewegung ihren Körper hebt und senkt, wird das Fußgewölbe mit der Beugung angehoben und mit der Streckung wieder gesenkt.

So weit die Füße tragen

Im Leben geht und läuft der Mensch durchschnittlich viermal um die Erde – das entspricht einer Strecke von etwa 160.000 Kilometern oder ca. 200 Millionen Schritten. Die durchschnittliche Schrittlänge eines Menschen beträgt 0,75 Meter. Natürlich waren unsere Vorfahren auf ihre Füße viel mehr angewiesen als wir heute in der zivilisierten Umwelt. Während früher für den Nahrungserwerb und zum Erreichen des Arbeitsplatzes häufig weite Gehstrecken zurückgelegt werden mussten, macht der technische Fortschritt den Einsatz unserer Füße oft überflüssig. Dabei ist Gehen eine natürliche und gesunde Fortbewegungsart und entspricht dem normalen menschlichen Bedürfnis, sich zu bewegen. Das menschliche Bewegungssystem ist perfekt dafür geschaffen.

Eine aktive Freizeitgestaltung, wie Wandern, Walken oder Joggen, kann fuß- und gesundheitsschädigendem Bewegungsmangel effektiv entgegenwirken. Schnelles Gehen steigert z. B. bei einer Dauer von zwei Stunden den Gesamtenergieverbrauch um beinahe 1.000 Kalorien.

Durch die Erhöhung des Gesamtenergieverbrauchs und die Ver-

Gesamtenergieverbrauch

Der Gesamtenergieverbrauch umfasst den Grundumsatz und den Leistungsumsatz. Der Grundumsatz ist die Energiemenge, die Sie zur Aufrechterhaltung der Lebensfunktionen in völliger Ruhe benötigen.

Darüber hinaus verbraucht jede körperliche Aktivität zusätzliche Energie. Diese dafür benötigte Energie, die Sie zusätzlich zum Grundumsatz einsetzen, wird als Leistungsumsatz bezeichnet.

besserung der Muskeldurchblutung reduzieren Sie deutlich Ihr Herzinfarktrisiko. Ebenso beugen Sie allgemeinen Beschwerden, die mit Bewegungsmangel zusammenhängen, wie z. B. Rückenschmerzen, vor.

Sportliche Höchstleistungen

Jährlich nehmen in Deutschland ca. 150.000 Menschen an einem Marathon teil. Dabei legen die Sportler mit den Füßen 42 Kilometer und 195 Meter zurück. Die durchschnittliche Schrittzahl bei einem Marathon beträgt mindestens 20.000. Bei jedem Schritt wird ein Fuß mit dem doppelten Körpergewicht belastet. Dieser hohe Wert erklärt sich durch die Bewegungsenergie der gesamten Körpermasse. Denn bei jedem Schritt muss der gesamte Körper abgebremst und wieder beschleunigt werden. Insgesamt bewältigen die Füße eines 60 Kilogramm schweren Läufers während eines Marathons ca. 2,4 Millionen Kilogramm. Dieses Gewicht entspricht der Masse von mindestens 1.700 Kleinwagen.
Trainierte Leichtathleten sind zudem in der Lage, eine über zwei Meter hoch liegende Latte zu überspringen oder einen Weitsprung über acht Meter zu meistern. Dabei wird der Fuß mit bis zu 500 Kilogramm belastet.

Sprinter

Weltklassesprinter benötigen für 100 Meter nur zehn Sekunden. Das entspricht einer Geschwindigkeit von 36 Stundenkilometern. Die durchschnittliche Schrittlänge beträgt dabei 2,2 Meter und die Gewichtsbelastung beim Aufsetzen der Fußspitze steigert sich bei diesem Sprinttempo auf das Vierfache des gesamten Körpergewichts.

Die erstaunliche Leistungsfähigkeit der Füße zeigt sich besonders eindrucksvoll im Sport. Sie sind Grundlage für langes Laufen, schnelles Sprinten oder weites Springen.

Füße als Wahrnehmungsorgan

Füße leisten nicht nur einen wesentlichen Beitrag zu Haltung und Bewegung, sondern erfüllen vielfältige und sehr wichtige Wahrnehmungsaufgaben. Diese Aufgaben werden durch die Haut mit ihren Sinneszellen, mit denen vor allem die Fußsohle ausgestattet ist, ermöglicht. Auch die Stellung der Fußknochen und der Spannungszustand des Muskelapparats werden von unserem sensiblen Nervensystem registriert. Der damit verbundene Informationsfluss zum Gehirn schafft die Voraussetzung für eine koordinierte Haltung und Bewegung.

Spüren der Bodenbeschaffenheit

Sie besitzen nicht nur ein Fingerspitzengefühl, sondern auch ein „Zehenspitzengefühl". Ihre Fußhaut ist besonders intensiv mit Messfühlern ausgestattet, die Ihnen genaue Informationen über die Standfläche geben.

Da unsere Füße tagsüber die meiste Zeit in feste Schuhe eingezwängt sind, gehen uns ihre vielfältigen Wahrnehmungsleistungen weitgehend verloren. Meistens spüren wir unsere Füße erst, wenn wir z. B. barfuß über kleine Steine oder Muscheln am Strand gehen.

Die Haut unserer Füße ist mit Messfühlern für die Temperatur und das Tasten unterschiedlicher Gegenstände ausgestattet. Schmerz und Juckreiz werden über spezielle Nervenfasern der oberen Hautschichten wahrgenommen. Unter Messfühlern versteht man besondere Nervenzellen, die auf Veränderungen in der Umgebung reagieren. Diese Information wird an das Rückenmark und Gehirn weitergeleitet. Mit den Füßen können wir die Beschaffenheit des Untergrunds wahrnehmen. Wir spüren blind mit nackten Füßen, ob wir über eine Wiese, einen Sandstrand, Asphalt oder Torfboden in der Heidelandschaft gehen.

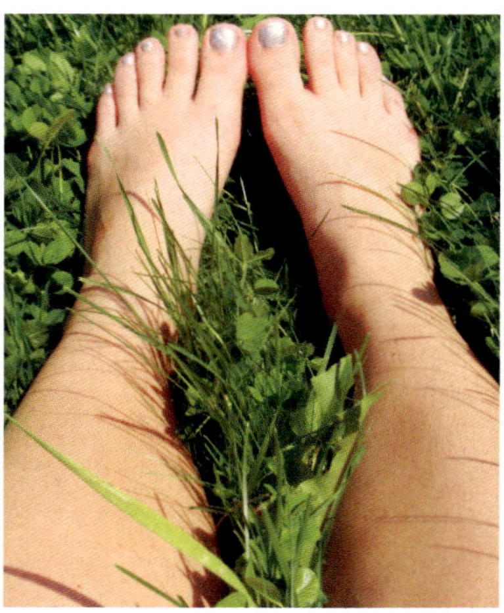

Erinnern Sie sich z. B. an Ihren letzten Strandspaziergang mit nackten Füßen? Wie fühlt es sich an, barfuß über Kieselsteine, Muscheln oder Gras zu gehen, Kälte oder Wärme zu spüren? Und was fühlt man dabei, wenn man abwechselnd über harten und weichen Untergrund läuft? Wir können sehr schnell darauf reagieren und uns anpassen. Ein bisschen Übung ist allerdings hilfreich. Hierfür ist es gut, hin und wieder bewusst barfuß zu gehen.

Die Tastorgane der Fußsohle und die Nervenzellen des gesamten Fußes fühlen die Weiche oder Härte des Bodens, die Temperatur des Untergrunds und dessen Beschaffenheit – egal ob fest, glatt oder schlüpfrig. Die Fühler in den Muskeln und Gelenkkapseln geben dem Nervensystem weitere wichtige Informationen über die Stellung des Fußes und koordinieren damit die gesamte Körperhaltung. Diese für uns selbstverständliche Reaktion findet beispielsweise jedes Mal statt, wenn wir eine Treppe hinauf- oder hinuntergehen.

Wahrnehmung der Fußbelastung

Wir fühlen die Belastung der Füße und nehmen ihre Stellung wahr. Oft geschieht das unbewusst, weil es uns „einprogrammiert" ist, seitdem wir gelernt haben, zu stehen und zu gehen. Aber immer sind der ganze Körper und der gesamte Bewegungsapparat daran beteiligt.

Stellen Sie sich vor, Sie stehen in einem Bus, Zug oder in der Straßenbahn. Sie müssen bei jedem Beschleunigen und Bremsen des Fahrzeugs Ihren Körper im Gleichgewicht halten, und die Füße suchen einen festen Stand. In dieser Situation wird zunächst das Nervensystem des Fußes aktiv und überträgt weitere Impulse über die Muskulatur, dann über die Gelenke und deren Gelenkkapseln weiter auf immer höher gelegene Körperabschnitte an unser Gehirn. Mit dem Oberkörper balancieren wir dann das Gewicht aus, um uns weiter „auf den Beinen zu halten". In etwas heiklen Situationen, wenn Sie z. B. auf eine Leiter steigen oder auf einem Seil balancieren, ist oftmals der ganze Körper in Bewegung, während nur die Füße fest stehen.

Steuerzentrale für unsere Haltung

Unsere Füße sind reichlich mit Rezeptoren in der Haut, in Gelenken, Muskeln und Bändern ausgestattet. Untersuchungen am Nervensystem des Menschen zeigen, dass sich z. B. eine Reizung der kurzen Zehenmuskeln (durch Greifen, unebenen Untergrund o. Ä.) auf die Aktivität der gesamten Körpermuskulatur auswirkt. Somit beeinflussen die Dehnungsrezeptoren der Fußmuskeln und die Druckrezeptoren der Haut entscheidend die gesamte Haltung des Menschen.

Sind die Füße gut gewachsen, ist unsere Muskulatur trainiert und das Nerven-Koordinations-System wach und geschult, dann haben wir einen sicheren Stand und ein aufrechtes, stabiles Gangbild. Die aufrechte Haltung eines Menschen setzt daher gesunde Füße als Basis unseres Körpers voraus. Sind unsere Füße nicht normal entwickelt oder gewachsen, sind sie etwa durch einen Unfall ge-

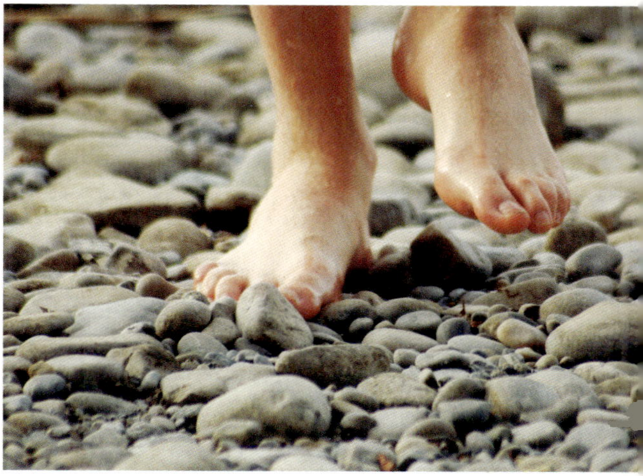

Die Füße sind wichtige Partner für das Gehirn. Sie liefern ihm Informationen über die Haltung und Bewegung Ihres Körpers.

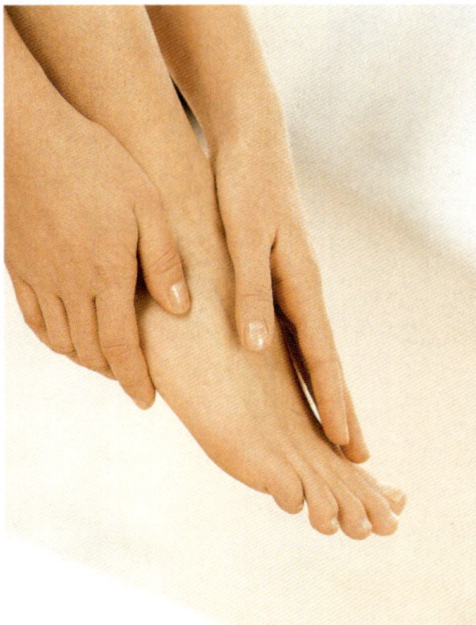

schädigt, dann wirkt sich das meist auf die Körperhaltung und auch direkt auf das Gehen aus. Ein Plattfuß mit abgeflachtem Fußgewölbe führt beispielsweise unmittelbar zu einem tollpatschigen Gang. Der Knickfuß mit nach innen eingeknicktem Fuß und Sprunggelenk bewirkt eine Innendrehung im Unterschenkel bis hin zum Knie und behindert in geringem Maße die Beinbewegung. Beim Spitzfuß mit hochstehender Ferse ist das Körpergewicht mehr nach vorn verlagert und führt zu einem unsicheren Gangbild.

Ein fester Stand ist gleichzeitig eine gute Voraussetzung für eine klangvolle Stimme.

Einfluss auf Atmung und Stimme

Haben Sie bei einem Konzert schon einmal sitzende Sänger erlebt? Sicherlich nicht, da die Stimme im Sitzen grundsätzlich nur eingeschränkt zur vollen Geltung kommt. Auch wenn jemand wütend ist und losschreien möchte, wird er das vermutlich eher im Stehen als im Sitzen tun.

Die Stimme eines Menschen ist von seiner allgemeinen Muskelspannung und der Qualität der Atmung abhängig. Beide Aspekte können nur im Stehen mit einem festen Stand der Füße hinreichend erfüllt werden. Denn sobald die Füße vollflächig aufgestellt sind und so einen festen Stand und Halt für den gesamten Körper geben, erhöht sich die innere Muskelspannung. Dies hilft auch der Atemmuskulatur und dem Zwerchfell für die sogenannte Bauchatmung.

Somit helfen Ihnen bewusst aufgestellte Füße beim Sprechen vor Gruppen, beim Singen oder beim angeregten Telefonieren mit Ihren Angehörigen oder Freunden.

Die persönliche Note der Füße

Zu einem gepflegten Körper gehören gepflegte Füße. Vor allem an warmen Sommertagen sind sie eher leicht bekleidet und erwecken die Aufmerksamkeit unserer Mitmenschen. Aber auch wenn festes Schuhwerk anderen der Blick auf unsere Füße verwehrt stellen sie Körperteile dar, die unsere Aufmerksamkeit verdienen Sie leisten einen wichtigen Beitrag für unsere Gesundheit.

Ein gesunder Mensch hat das Bedürfnis, sich frei und selbstbestimmt auf den Füßen zu bewegen. Eine aufrechte Körperhaltung und harmonische Bewegungsabläufe stärken nicht nur den Rücken, sondern fördern auch die emotionale und psychische Befindlichkeit.

Füße als erotischer Blickfang

Füße können ein Spiegel des Menschen sein. Sind sie gepflegt, dürfen daraus Rückschlüsse auf den restlichen Teil des Körpers gezogen werden. Schöne Füße erhöhen außerdem den Sex-Appeal einer Person. Immerhin gibt die Hälfte der Deutschen an, gepflegte Füße sexy zu finden.

Neue psychologische Studien über den Einfluss des Laufstils auf die Partnerwahl belegen die Bedeutung der Füße für das Sozialverhalten der Menschen. Sicherlich haben auch Sie konkrete Vorstellungen von einem anmutenden weiblichen oder männlichen Gangbild.

Diese zwischenmenschlichen Aspekte spielen aber nicht nur im Sommer eine Rolle, sondern auch im Winter. Greifen Sie daher nicht erst kurz vor der Sandalensaison zu Bimsstein, Nagelschere und Creme, sondern vor allem auch in den sonnenarmen Jahreszeiten. Kälte und Feuchtigkeit können die Gesundheit Ihrer Füße beeinträchtigen. Gut gepflegte Füße und Zehennägel sind zudem das ganze Jahr über eine Augenweide.

Körpersprache der Füße

Die Füße bestimmen das Gangbild eines Menschen.

Haben Sie sich schon einmal darüber Gedanken gemacht, welche Rolle die Füße bei der menschlichen Kommunikation spielen können? Beobachten Sie einmal, wie sich im Laufe eines Gesprächs zwischen zwei Personen die Stellung der Füße ändern kann. Man bezeichnet diese Verhaltensweisen auch als nonverba-

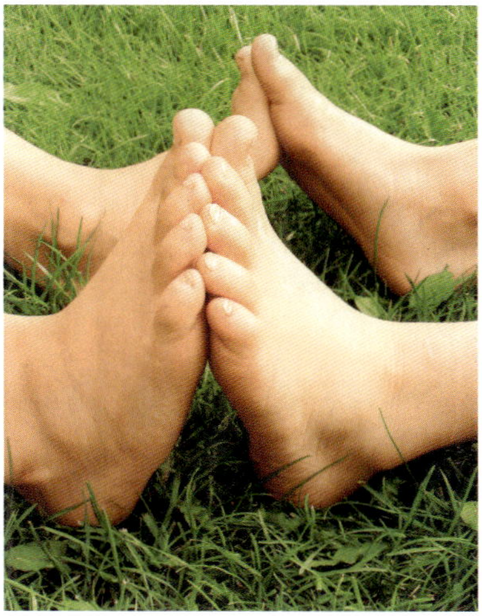

le Kommunikation, also das Sprechen mit dem Körper und nicht mit der Stimme. Achten Sie auf folgende Aspekte:

- Zeigt die Fußspitze des übereinandergeschlagenen Beins zum Gesprächspartner, kann diese Stellung des Fußes als eine Art Drohgebärde des Partners gedeutet werden.
- Versucht ein Gesprächspartner, die Füße im Sitzen möglichst unter dem Stuhl zu verstecken, drückt diese Haltung eher Unsicherheit und ein geringes Selbstbewusstsein aus.
- Vertreten die Gesprächspartner die gleiche Meinung, stimmt auch deren Fußstellung überein. Ändert sich im Laufe des Gesprächs die Harmonie, kann gleichzeitig die Stellung der Füße variieren.

Zeigt her eure Füße … Sie können so manche Charaktereigenschaften eines Menschen verraten.

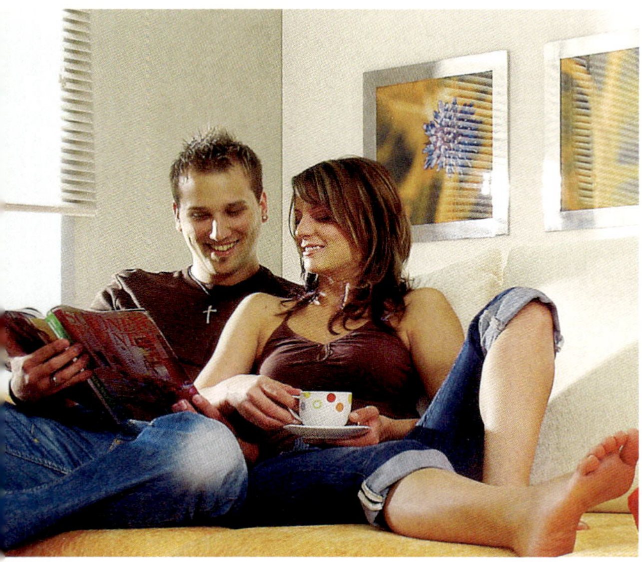

Füße als Spiegel der Persönlichkeit

Nutzen Sie in den nächsten Tagen einmal die Gelegenheit, sich einige Minuten entspannt in die Öffentlichkeit zu setzen. Beobachten Sie die Menschen, die an Ihnen vorbeigehen, und konzentrieren Sie sich dabei auf deren Füße.

- Wie werden die Füße aufgesetzt und abgerollt?
- Wohin zeigen beim Gehen die Fußspitzen? Eher nach vorn oder zur Seite?
- Werden die Füße aktiv oder passiv benutzt?
- Geht die Person geradlinig oder eher schwankend?
- Sind die Schritte raumgreifend oder eher „tippelig"?

Sicherlich werden Sie von der Vielfalt der Gangbilder erstaunt sein. Wahrscheinlich gewinnen Sie außerdem sehr schnell die Einsicht, dass der Gang eines Menschen sehr viel über seine Persönlichkeit ausdrückt.

Alter

Im Alter verschlechtern sich einige Funktionen des Körpers. Dazu zählen vor allem die Muskelkraft, das Seh- und Hörvermögen sowie der Gleichgewichtssinn. Der Gang eines älteren Menschen ist tendenziell langsam und vorsichtig, der Gang eines Kleinkindes unsicher und tollpatschig.

Beruf
Die typischen Arbeitsbelastungen können auch die Funktionen der Füße verändern und dementsprechend das Gangbild eines Menschen prägen. Der Gang eines Bauarbeiters ist sicher und kraftvoll, eine Servicekraft geht bewusst und gleichförmig und der Schauspieler schreitet leicht und geradlinig dahin. Wer den ganzen Tag vor dem Schreibtisch sitzt und seine Fußmuskeln kaum beansprucht, geht auf seinen Füßen unsicherer als ein Mensch, der seine Arbeit überwiegend im Gehen erledigt.

Psychische Verfassung
Eine trauernde Person geht anders als ein frisch verliebter Mensch. Wer viel Lebensenergie besitzt, benutzt seine Füße anders als eine Person in einer depressiven Stimmungslage. Falls Menschen sich häufiger mit Ängsten und Sorgen herumplagen müssen, können sich diese Gefühle in einem unsicheren Gangbild ausdrücken. Von Arbeitslosigkeit betroffene Personen bewegen sich z. B. anders als Menschen, die in der glücklichen Lage sind, einer befriedigenden Beschäftigung nachgehen zu können. Eine unglückliche Lebenssituation spiegelt sich in hängender Haltung und einem schlaffen, langsamen Gang wider. Wer glücklich und zufrieden ist, strafft den Körper und geht mit schwungvollem, flottem Schritt durchs Leben. Der Zusammenhang zwischen Haltung und Stimmung zeigt sich aber auch andersherum: Wer „den Kopf oben behält" und sich bewusst „nicht hängen lässt", fühlt sich gleich besser! Sagen Sie sich beim Gehen häufiger einmal: „Ich bin eine Prinzessin" oder „Ich bin ein Prinz". Heben Sie dabei stolz Ihr Brustbein, und tragen Sie eine gedachte Krone auf dem Kopf. Spüren Sie die positive Wirkung der aufrechten Haltung auf Ihre Stimmung?

Ein aufrechter, dynamischer Gang fördert nicht nur Ihre körperliche Gesundheit, sondern ist auch gleichzeitig positiv für Ihre psychische Verfassung.

Körperliche Fitness
Wer regelmäßig körperlich aktiv ist, hat auch in den Füßen und Beinen eine größere Muskelkraft. Bewegungsfreudige Menschen können daher ihre Füße aktiver und dynamischer einsetzen.
Die verbesserten koordinativen Fähigkeiten ermöglichen einen sicheren und zugleich stolperfreien Gang.

Körpergewicht
Ein hohes Körpergewicht kann die Stellung der Füße und Beine nachteilig beeinflussen. Übergewichtige Menschen neigen z. B. dazu, die Füße durchzutreten. Oft fällt es ihnen auch schwer, die Füße richtig anzuheben, und der Gang geht nicht geradlinig nach vorn. Betroffene bekommen dann Knick- oder Plattfüße. Dadurch entsteht weiterhin eine Fehlstellung der Beine, wie z. B. X-Beine.

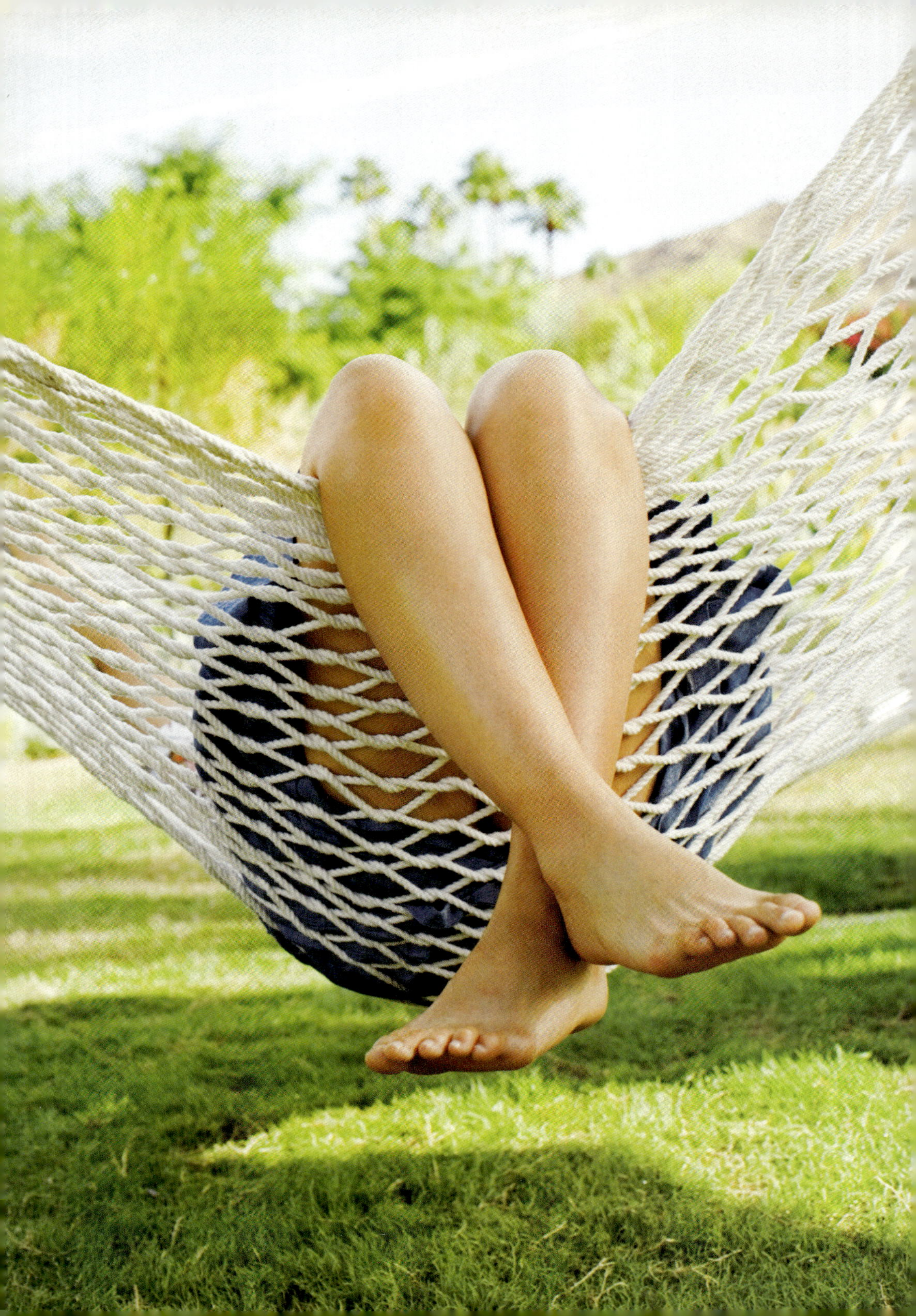

Bau und Funktion unserer Füße

Ob als Fortbewegungsmittel, Sinnesorgan oder Grundlage für eine gute Haltung – Füße müssen allerhand leisten. Kein Wunder also, dass dieser wichtige Körperteil ein wahres anatomisches Wunderwerk der Natur ist: Zahlreiche Knochen, Muskeln, Sehnen und Bänder vereinen sich hier zu einem regelrechten Meisterstück.
Aber nur gesunde und gepflegte Füße können ihre Funktionen hinreichend erfüllen. Sie sind für die Gesundheit des Menschen von wesentlicher Bedeutung.

Aufbau der Füße

Stabilität durch Knochengerüst

Fußknochen sind ein Teil des Skeletts, des Knochengerüsts im Inneren des Körpers. Das Fußskelett weist eine Dreiteilung auf, vergleichbar mit der Hand, und zwar in Fußwurzel, Mittelfuß und Zehen.

Fußwurzelknochen

Sprungbein: Das Sprungbein ist das Bindeglied zwischen Unterschenkel und Fuß. Infolge seiner festen, scharnierförmigen Verbindung mit dem Schienbein überträgt es die gesamte Last des Körpers auf die Füße. Die Oberfläche des Sprungbeins besteht in erster Linie aus Gelenkflächen. Diese passen sich ideal an benachbarte Knochenflächen an. Am Sprungbein selbst setzen keinerlei Muskeln an.

Fersenbein: Der größte und stärkste Fußwurzelknochen ist das lang gestreckte, annähernd vierseitige Fersenbein. Es liegt unter dem

Das Fußskelett aus verschiedenen Blickwinkeln

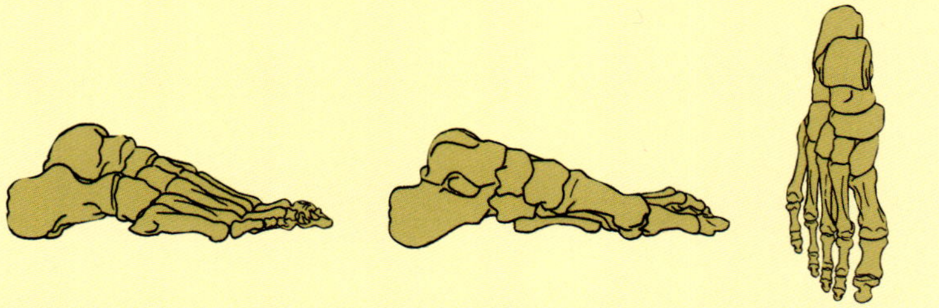

Außenansicht Innenansicht Draufsicht

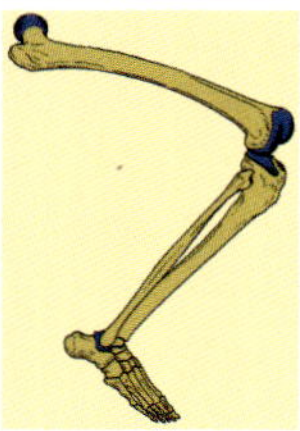

Im Skelett sind über 200 verschieden geformte Knochen miteinander verbunden, die dem Körper Halt und Beweglichkeit geben. Das Armskelett schließt an die Hände an, das Beinskelett an die Füße.

Sprungbein und steht nach vorn durch eine Gelenkfläche mit dem Würfelbein in Verbindung. Das hintere Ende des Fersenbeins ist verdickt und wird als Fersenhöcker bezeichnet, an dem die Achillessehne ansetzt. Das Fersenbein ist der wichtigste Stützpfeiler des Fußskeletts. Es trägt die Hauptlast beim Stehen und Gehen. Daher ist es zusätzlich mit einem kräftigen Fettpolster umkleidet.

Kahnbein: Zwischen dem Sprungbein einerseits und den drei Keilbeinen andererseits liegt das schmale, scheibenförmige Kahnbein. Der Begriff „Kahnbein" ist von seiner Form abgeleitet, die an den Rumpf eines Bootes erinnert. Es bildet den Grundstein für die Gewölbekonstruktion des Fußes.

Keilbeine: Zwischen dem Kahnbein und den Mittelfußknochen liegen die drei Keilbeine. Ihre typische Keilform in bogenförmiger Anordnung ermöglicht den Aufbau des Gewölbedachs. Die Kontaktflächen zu den Nachbarknochen bestehen aus vollständigen Gelenken mit Gelenkknorpeln, Kapseln und Bändern.

Würfelbein: Den Abschluss der Fußwurzelknochen bildet das am äußeren Fußrand liegende kurze Würfelbein. Es hat gelenkige Verbindungen zum Fersenbein sowie zum vierten und fünften Mittelfußknochen. Das Würfelbein unterstützt alle Drehbewegungen des Fußes.

Mittelfußknochen

Vor den Fußwurzelknochen liegen die länglichen fünf Mittelfußknochen. An diesen Knochen kann man eine kräftige Basis, ein dreiseitiges Mittelstück und ein abgerundetes Köpfchen unterschei-

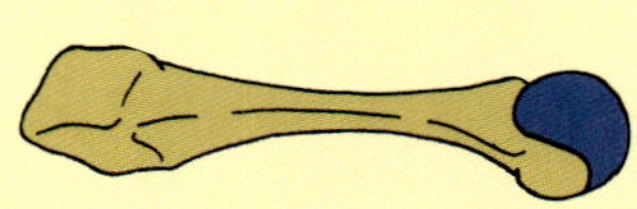

den. Der erste Mittelfußknochen ist im Vergleich zu den übrigen kurz und sehr kräftig gebaut, da er beim Abrollen des Fußes vom Boden am meisten beansprucht wird. Schon beim Stehen muss er etwa doppelt so viel Druck aushalten wie die anderen Mittelfußknochen.

Der erste Mittelfußknochen endet im Großzehengrundgelenk. An seiner Unterseite befinden sich zwei kleine Knöchelchen, die sogenannten Sesambeine. Diese dienen bei Belastung als effektiver Stoßdämpfer und bei Bewegung als Kraftumlenker für die Großzehenbeugesehne, ähnlich einer Umlenkrolle bei einem Transportseil.

Zehenknochen

Die Zehen entsprechen den Fingern, nur dass sie mit Ausnahme

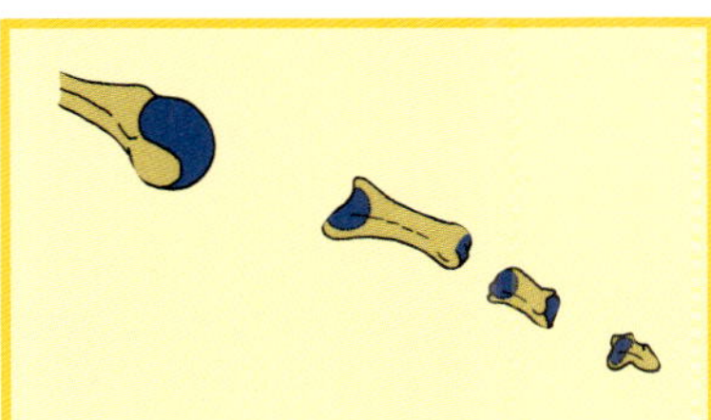

der Großzehe viel kürzer und graziler gestaltet sind. Die erste Zehe, die wie der Daumen nur zwei Glieder aufweist, zeichnet sich demgegenüber durch einen relativ kräftigen Bau ihrer Zehenknochen aus und ist somit eine äußerst stabile Fußstütze. Die Zehen zwei bis fünf bestehen hingegen jeweils aus drei einzelnen Zehenknochen.

Gelenke

Die Fußwurzel-, Mittelfuß- und Zehenknochen haben eine Vielzahl gelenkiger Verbindungen. Am wichtigsten für die Stabilität und Bewegung sind das obere sowie das untere Sprunggelenk.

Wo Fußknochen einander berühren, befinden sich Gelenke. Sie lassen je nach ihrer Konstruktion mehr oder weniger Bewegung zu.

Oberes Sprunggelenk

Das obere Sprunggelenk ist die knöcherne Verbindung zwischen Fuß und Unterschenkel. Es besteht aus dem unteren Ende der Unterschenkelknochen, d.h. des Schien- und Wadenbeins, sowie dem Sprungbeinknochen und ermöglicht das Senken des Fußes (Plantarflexion; lateinisch plantar = der Fußsohle zugehörig, flexion = Beugung, Krümmung) sowie das Heben der Fußspitze (Dorsalflexion; lateinisch dorsal = dem Fußrücken zugehörig). Es kann sich, wie z.B. bei einer Backen-

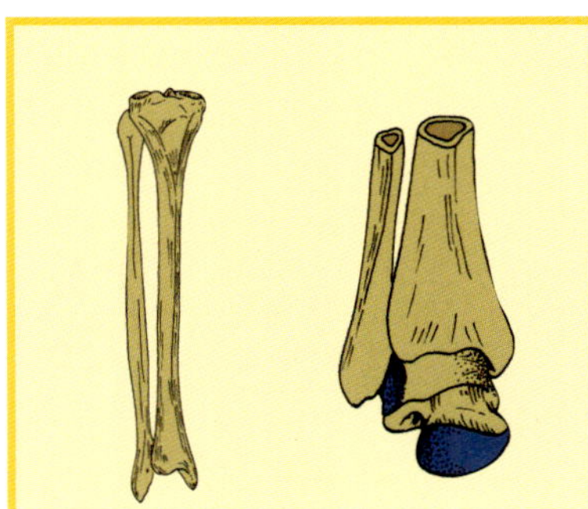

Sprungbein

Das Sprungbein ist zwischen den Knochen des Unterschenkels eingelagert. So wird Kraft und Stabilität auch bei Bewegungen vermittelt. Die unteren Enden von Schienbein und Wadenbein umfassen das Sprungbein wie eine Zange. Sie bieten dadurch dem oberen Sprunggelenk Sicherheit.

Das obere und untere Sprunggelenk erlauben zwar unterschiedliche Bewegungen, sie wirken aber bei allen Beanspruchungen zusammen.

bremse am Fahrrad, automatisch stabilisieren. Diese Bremsung erfolgt hauptsächlich durch die Gelenkfläche des Sprungbeins, die sich nach vorn um etwa 2,4 Millimeter verbreitert. Die Knochenzange, bestehend aus den Enden des Schien- und Wadenbeins, klemmt sich an dem Sprungbein fest. Dieser Vorgang geschieht z. B. beim Bücken in die Hocke oder beim Abstoß des Fußes beim Gehen und Springen.

Unteres Sprunggelenk

Das untere Sprunggelenk liegt zwischen dem Sprung-, Fersen- und Kahnbein. Es erlaubt Bewegungen in mehr Richtungen als das obere Sprunggelenk, jedoch mit eingeschränkter Bewegungsweite. Im unteren Sprunggelenk sind mehrere Teilbewegungen möglich, die sich beim Gehen, Laufen und Springen zu einer Bewegungskombination in sinnvoller Weise vereinen: Zunächst kann sich der Fuß durch ein Heben des inneren Randes (Supination) sowie des äußeren Randes (Pronation) bewegen; des Weiteren ermöglicht dieses Gelenk das Abspreizen (Abduktion) und das Heranführen (Adduktion) der Fußspitze.

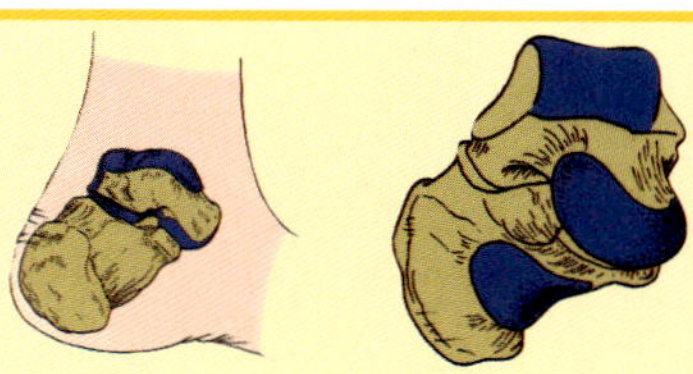

Gelenkfläche zwischen Fußwurzel und Mittelfuß

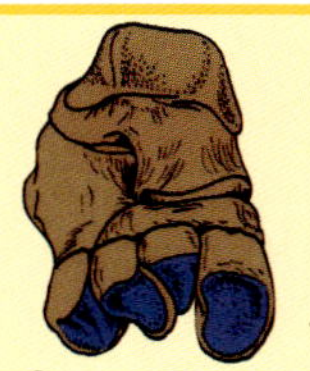

Diese Gelenklinie hat die Form unregelmäßig ineinandergeschachtelter Dachziegel. Diese typische Anordnung unterstützt die Festigkeit des Fußgewölbes. Die Gelenkflächen erlauben nur eine geringe Beweglichkeit, indem sie aneinanderreiben können, ohne dabei ei-

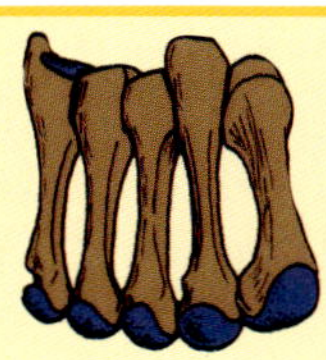

ne wesentliche Verschiebung gegeneinander zu ermöglichen.

Zehengelenke

Die Grundgelenke zwischen den Mittelfußknochen und den ersten Zehenknochen erlauben Bewegungen in vier Richtungen. So können die Zehen gehoben (dorsale Beugung) und gesenkt (plantare Beugung) werden. Dies ist für die harmonische Abrollbewegung beim Gehen erforderlich.
Das Senken der Zehen geht leichter als das Heben. Darüber hinaus können die Zehen in den Grundgelenken abgespreizt bzw. zusammengeführt werden.

Bänder und Kapseln

Die Sicherung und Begrenzung der Bewegungen in den Sprunggelenken erfordern einen kräftigen Bandapparat. Die innen liegenden, besonders kräftigen Seitenbänder stellen in ihrer Gesamtheit eine dreieckige, zweischichtige Sehnenplatte dar.
Auf der äußeren Fläche des oberen Sprunggelenks erkennt man drei schmale, getrennt verlaufende Seitenbandzüge. Durch die fächerartige Anordnung der Bänder ist gesichert, dass immer ein Teil der wie Zügel wirkenden Seitenbänder straff gespannt ist.
Weiterhin werden auch alle Fußwurzelknochen, die Mittelfußknochen und die Zehenknochen von Bändern gehalten und miteinander befestigt. Das ganze Knochengerüst wird auf der Fußsohlenseite von einer sehr kräftigen Sehnenplatte verspannt. Die sich aus der Summe aller Bänder ergebenden Spannungen reichen jedoch allein noch nicht aus, um die besonderen Belastungen im Alltag und die Kräfte, die vor allem beim Sport auf die Sprunggelenke ein-

Funktionen des Bandapparats

Alle Bewegungen in den Sprunggelenken werden durch straffe Bänder gesichert und limitiert, gebremst sowie durch Muskeln geführt. Die Muskeln bewirken zudem eine aktive Stabilisierung der Sprunggelenke.

Die Gelenke werden durch Bänder stabilisiert. Mehrere Bänder bilden mit anderen Geweben eine Gelenkkapsel.

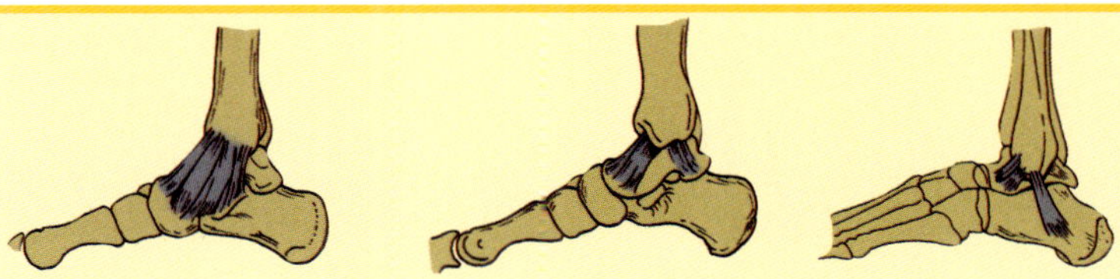

Bandapparat Sprunggelenk

Innenknöchel äußere Schicht, tiefe Schicht

Bandapparat Sprunggelenk Außenknöchel

wirken, abzufangen. Dazu bedarf es zusätzlich einer äußerst kräftigen Muskulatur.

Muskeln

Vorderseite des Unterschenkels

An der Vorderseite des Unterschenkels befinden sich drei lange Muskeln: der vordere Schienbeinmuskel, der lange Großzehenstrecker und der lange Zehenstrecker.

Vorderer Schienbeinmuskel: Dieser Muskel nimmt seinen Ursprung von der äußeren Fläche des Schienbeins. Im unteren Unterschenkeldrittel geht der Muskel in eine von einer Sehnenscheide umhüllte Sehne über. Diese verläuft etwas nach innen, endet am ersten Keilbein und am ersten Mittelfußknochen. Der vordere Schienbeinmuskel bewirkt das Anheben des Fußes und hebt die Innenseite des Fußes durch Zugwirkung auf den Mittelfuß.

Die Füße müssen sehr große Kräfte aufbringen. Daher sind die Muskeln, die das leisten können, für die Füße zu groß und in die Unterschenkel ausgelagert.

Langer Großzehenstrecker: Der lange Großzehenstrecker kommt von der Innenseite des Wadenbeins. Seine Sehne verläuft zum ersten Mittelfußknochen und endet an der Basis des zweiten Zehenglieds der großen Zehe. Dieser Muskel hebt die große Zehe und die Innenseite des Fußes an.

Langer Zehenstrecker: Dieser Muskel entspringt aus dem äußeren Schienbeinknorren, Wadenbeinkopf sowie der vorderen Wadenbeinkante. Etwa in der Mitte des Unterschenkels geht aus dem platten Muskel eine zunächst einfache Sehne hervor, die sich im Bereich des Fußes in vier Sehnen aufspaltet. Diese vier Sehnenanteile verlaufen dann zu den Zehen zwei, drei, vier und fünf.

Der Muskel streckt und hebt die zweite bis fünfte Zehe. Er wirkt dabei vor allem auf das erste Zehenglied und ist daher einer der wichtigsten Muskeln für die An-

Funktionen der Muskeln

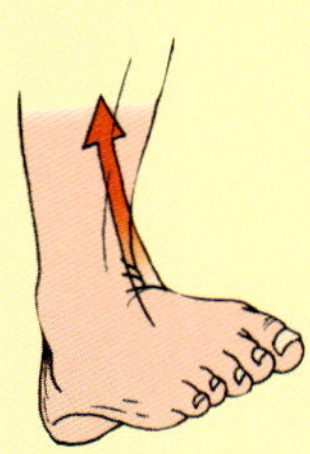

Vorderer Schienbeinmuskel

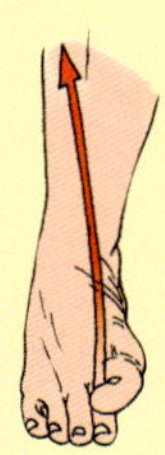

Langer Großzehenstrecker

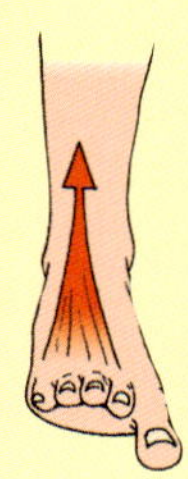

Langer Zehenstrecker

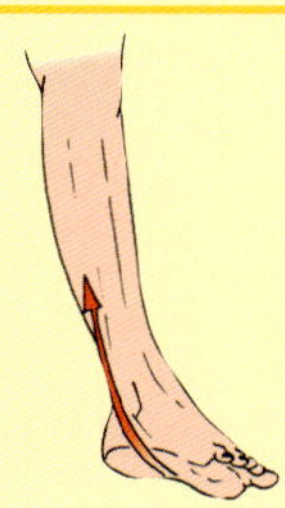

Langer Wadenbeinmuskel

hebung des Vorfußes. Gleichzeitig hebt er den Fuß im Sprunggelenk

Außenseite des Unterschenkels

An der Außenseite des Unterschenkels befinden sich zwei Muskeln: der lange Wadenbeinmuskel und der kurze Wadenbeinmuskel.

Langer Wadenbeinmuskel: Der kräftige, lange Wadenbeinmuskel hat seinen Ursprung im Wadenbein. Seine Sehne zieht von der Außenkante des Fersenbeins unter den Fuß und endet an der Basis des ersten Mittelfußknochens. Der lange Wadenbeinmuskel hebt den Außenrand des Fußes an, unterstützt das Senken des Fußes und stabilisiert das Quergewölbe.

Die Sehne des vorderen Schienbeinmuskels und des langen Wadenbeinmuskels kreuzen sich unter dem Mittelfuß und stellen so eine aktive Stütze des Fußgewölbes dar. Sie verhindern effektiv ein Auseinanderspreizen des Vorfußes.

Kurzer Wadenbeinmuskel: Der kurze Wadenbeinmuskel kommt vom unteren Teil des Wadenbeins. Seine Sehne läuft über den Forsatz des Fersenbeins hinweg und begibt sich zum äußeren Fußrand, um hier an einem deutlich vorspringenden Höcker des fünften Mittelfußknochens Ansatz zu finden. Dieser Muskel erfüllt dieselben Funktionen wie der lange Wadenbeinmuskel.

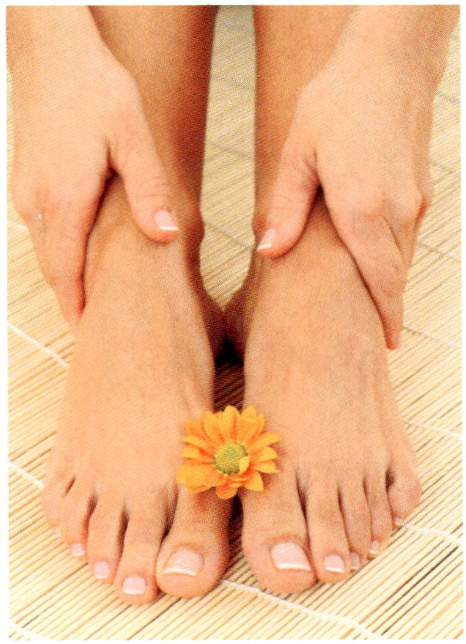

Rückseite des Unterschenkels

An der Rückseite des Unterschenkels befinden sich zwei oberflächliche Muskeln: der Zwillingswadenmuskel sowie der Schollenmuskel.

Zwillingswadenmuskel: Der etwa 25 Zentimeter lange, neun Zentimeter breite und zwei Zentimeter dicke zweiköpfige Wadenmuskel entspringt in der Kniekehle an der Rückseite des Oberschenkelknochens. Nach Vereinigung der beiden Muskelköpfe zieht der Muskel in Richtung Fuß, um annähernd in der Mitte des Unterschenkels in eine etwa fünf bis sechs Zentimeter breite Endsehne, die Achillessehne, auszulaufen. Die Achillessehne setzt am Fersenbeinhöcker an und hebt beim Gehen, Laufen und Springen die Ferse vom Boden ab. Zu-

Am kräftigsten sind die Wadenmuskeln. Sie vereinigen sich zur stabilen Achillessehne, die am Fersenbein befestigt ist und bei Kontraktion den Fuß streckt.

Die Muskeln auf einen Blick

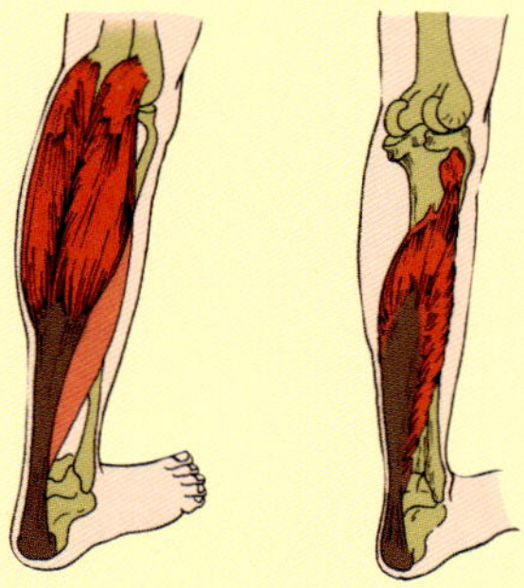

Zwillingswaden-muskel   Schollen-muskel

Wie die Hand besitzt auch der Fuß außer den vom Unterschenkel herabziehenden langen Muskeln eine eigene, kurze Muskulatur.

sätzlich unterstützt sie das Anheben des Fußinnenrandes. Die Achillessehne ist die kräftigste Sehne des menschlichen Körpers.
Schollenmuskel: Der Schollenmuskel nimmt seinen Ursprung von der oberen Rückfläche des Waden- und Schienbeins und endet gemeinsam mit der Sehne des Zwillingswadenmuskels in der Achillessehne. Er erfüllt dieselben Funktionen wie der Zwillingswadenmuskel. Daher wird er auch mit diesem als dreiköpfiger Wadenmuskel zusammengefasst.
Tiefe Muskeln: Man unterscheidet drei tiefe Muskeln an der Rückseite des Unterschenkels, und zwar den hinteren Schienbeinmuskel, den langen Zehenbeuger und den langen Großzehenbeuger. Diese Muskeln haben alle ihren Ursprung an der rückwärtigen Schienbein- oder Wadenbeinfläche. Ihre Funktion besteht vor allem im Beugen des Fußes und im Stabilisieren des Fußgewölbes. Der lange Großzehenbeuger kommt hauptsächlich beim Abrollen des Fußes zur Geltung. Hierbei wird die Großzehe vom Muskel gegen den Boden gezogen. Er kann somit beim Vorgang des Abrollens einen Widerstand über den Großzehenballen ausüben.

Kurze Fußmuskulatur

Außerdem wichtig für die Funktion des Fußes ist die kurze Fußmuskulatur, zu der die Muskeln des Fußrückens und der Fußsohle gehören. Die kurze Fußmuskulatur liegt parallel zwischen den Mittelfußknochen. Diese entspringen jeweils mit zwei Köpfen von den gegenüberliegenden Flächen des ersten bis fünften Mittelfußknochens und enden an den Zehen.
Muskeln des Fußrückens: Die Muskeln des Fußrückens können die erste, zweite, dritte und vierte

Greiforgan

Die anatomisch vielfältige Bewegungsmöglichkeit des Fußes und der Zehen erklärt sich daraus, dass der Fuß ursprünglich ein Greiforgan war. Mit etwas Übung können Sie die Zehen Ihrer Füße nahezu wie Ihre Finger gebrauchen.

Wirkungsweise von Muskeln

Muskeln, die eine Bewegung ausführen, werden als „Agonisten" (Wettkämpfer) bezeichnet, Muskeln, die gegen eine Bewegung Widerstand leisten, als „Antagonisten" (Gegner, Widersacher). So hebt die Muskulatur auf der Vorderseite des Unterschenkels den Fuß im oberen Sprunggelenk. In dieser Situation ist die Muskulatur auf der Unterschenkelrückseite der Gegenspieler, da sie gegen das Anheben des Fußes Widerstand leistet. Gleichzeitig muss der Wadenmuskel nachgeben (entspannen), um entsprechend der Verkürzung des vorderen Unterschenkelmuskels gedehnt werden zu können.

Falls der Fuß durch die vordere und hintere Unterschenkelmuskulatur in einer Position gehalten werden soll, beteiligen sich beide Muskeln als Partner an der Halteaufgabe und werden dann als „Synergisten" bezeichnet. Diese Art der Muskelarbeit muss z. B. beim Stehen auf einem Bein geleistet werden.

Für die Gelenkgesundheit ist es besonders wichtig, dass möglichst alle an einem Gelenk beteiligten Muskeln gleich gut ausgebildet sind. Sportmediziner bezeichnen dieses Gleichgewicht als muskuläre Balance und das Ungleichgewicht als muskuläre Dysbalance. Einseitig entwickelte Muskeln stören die harmonische Gelenkfunktion und sind sehr oft Ursache von Gelenkbeschwerden.

Zehe in den Grundgelenken strecken und spreizen sie dabei etwas.

Muskeln der Fußsohle: Die in mehreren Etagen angeordnete Muskulatur der Fußsohle ermöglicht vor allem das Beugen und Abspreizen der Zehen.

Zusammenspiel aller Muskeln

Die sich zu gemeinsamen Bewegungen zusammenschließenden Muskelgruppen werden als „Muskelschlingen" bezeichnet. Für einen reibungslosen und ökonomischen Bewegungsablauf ist niemals nur ein einzelner Muskel zuständig, sondern immer eine Gliederkette von Muskeln. Beispielsweise sind am Zehenstand der Zwillingswadenmuskel, der Schollenmuskel und der lange Zehenbeuger beteiligt.

Muskeln sind an ihrem Ursprung gewöhnlich an einem Knochen angewachsen und übertragen ihre Kraft mittels einer Sehne auf andere Knochen. Fehlhaltungen oder Inaktivität führen zu Muskelverkürzungen. Dies ist häufig beim langjährigen Tragen hoher Absätze zu beobachten. Über die

Die Stabilität und Beweglichkeit der Füße basiert auf dem harmonischen Zusammenspiel aller beteiligten Muskeln.

Schrumpfung der Wadenmuskeln und Achillessehne führt dies dazu, dass keine flachen Schuhe mehr getragen werden können.

Fußgewölbe

Der Fuß ist nicht platt wie ein Ziegelstein, sondern besteht aus einer in sich federnden Gewölbekonstruktion. Dabei werden folgende drei Gewölbe unterschieden:

- das innere Längsgewölbe,
- das äußere Längsgewölbe und
- das Quergewölbe.

Die Fußgewölbe sind die Stoßdämpfer des Menschen. Diese in sich federnden Gewölbe werden durch Muskel- und Bänderkraft gegen die Schwerkraft aufrecht gehalten.

Inneres Längsgewölbe: Das innere Längsgewölbe wird vom Fersenbein, Sprungbein, Kahnbein, den Keilbeinen und dem ersten bis dritten Mittelfußknochen mit den zugehörigen Zehen gebildet.

Die Gewölbeformen

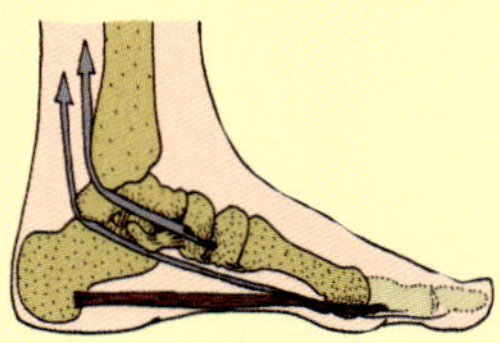

Inneres Längsgewölbe

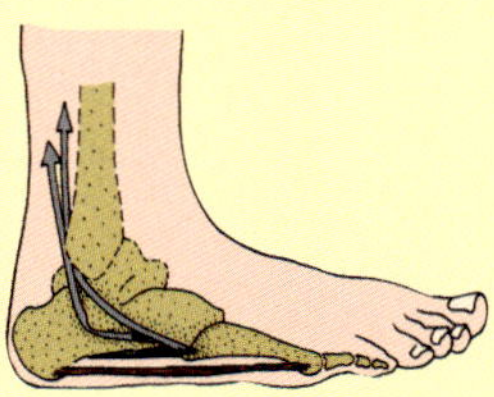

Äußeres Längsgewölbe

Äußeres Längsgewölbe: Das äußere Längsgewölbe setzt sich aus dem Fersenbein, dem Würfelbein sowie den vierten und fünften Mittelfußknochen mit den entsprechenden Zehen zusammen.

Quergewölbe: Die Querwölbung der Fußwurzelknochen beginnt am Würfelbein, erreicht im Bereich des zweiten Keilbeins ihre größtmögliche Höhe und senkt sich zum ersten Keilbein hin nach innen. An dieser Wölbung beteiligen sich auch die Mittelfußknochen, die jedoch nach vorn den bogenförmigen Bau immer flacher werden lassen. An der Sicherung des Quergewölbes ist ein sogenannter Steigbügel entscheidend beteiligt. Dieser entsteht aus der Zusammenarbeit des vorderen Wadenbeinmuskels mit dem langen Wadenbeinmuskel.

Funktionen

Muskulär werden die Fußgewölbe durch den hinteren Schienbeinmuskel, langen Großzehenbeuger, langen Zehenbeuger und langen Wadenmuskel verspannt. Diese gewährleisten die kräftig entwickelte Fußsohlenmuskulatur und durch entsprechend starke Sehnenplatten die kontinuierliche Aufrechterhaltung der Fußgewölbe.

Die Gewölbe ermöglichen dem Fuß, sich den Unebenheiten des Untergrunds anzupassen und als Stoßdämpfer zu dienen. Dank ihnen setzt der Fuß weich und elastisch auf.

Gewölbekonstruktion
Die Gewölbekonstruktion stellt kein Gewölbe im Sinne eines Architekten dar, das in sich ruht und durch Belastung immer fester wird. Das Fußgewölbe ist auch nicht im Boden verankert und bedarf daher einer Verspannung.
Es kann vielmehr mit der Sehne eines Bogens verglichen werden. Wie dieser mit der zunehmenden Spannung der Sehne an Festigkeit gewinnt, so werden auch die Fußgewölbe nur durch Spannung der Unterschenkelmuskeln, der Fußsohlenmuskeln und -bänder tragfähig und belastbar.

Stabilisierung
Damit die Fußwölbungen in der Lage sind, das Gewicht des Körpers zu tragen, müssen sie durch sehr kräftige Muskeln stabilisiert werden. Aufgrund ihrer Größe finden diese Muskeln jedoch keinen Platz im Fuß selbst, sondern sie befinden sich im Unterschenkel. Die Kraftübertragung in die Fußgewölbe erfolgt über robuste Sehnen.

Tasten

Tasten Sie einmal im Sitzen Ihre Füße und Fußsohlen mit den Händen ab. Sie werden erstaunt sein, wie weich und beweglich sie sind. Man ahnt gar nicht, das diese Körperteile uns den ganzen Tag lang und viele Kilometer weit tragen können.

Stellen Sie sich dann auf die Füße und fühlen sie mit den Fingern die Fußsohle im Stand. Der Fuß ist jetzt plötzlich fest und stabil geworden. Die Fußsohle selbst ist eine harte Standplatte, die bei Bewegungen aber sofort wieder flexibel wird.

Für gesunde Füße sind gut ausgebildete Fußgewölbe eine wichtige Voraussetzung. Das Zusammensacken der Gewölbe steht in direktem Zusammenhang mit der Ausbildung von Fußfehlformen.

Bedeutung der Fußgewölbe

- Fußgewölbe verbessern die Flexibilität der Füße und können sich an unterschiedliche Bodenbeschaffenheiten anpassen.
- Sie flachen sich unter Belastung ab und können dadurch Bewegungsenergie speichern, die anschließend für die Folgebewegung genutzt werden kann.
- Sie ermöglichen eine harmonische Abrollbewegung des Fußes vom Ballen bis zur Großzehe. Diese Abrollbewegung erfolgt nicht geradlinig, sondern auf einer Kreisbahn. Daher wird der Abrollvorgang der Füße auch als eine „spiraldynamische Bewegung" bezeichnet.
- Sie schützen Nerven und Blutgefäße vor Beschädigungen. Diese Strukturen verlaufen in den geringer druckbelasteten Fußzonen, also nicht in den Bereichen, die direkt auf den Boden aufsetzen.

Füße als wichtiger Teil des Bewegungssystems

Das Zentralnervensystem besteht aus der Gesamtheit von Gehirn und Rückenmark und steuert alle Aktivitäten unserer Füße.

Sämtliche Bewegungen des Menschen beruhen auf der Aktivität der Skelettmuskulatur. Da fast alle Bewegungen sehr komplex sind, brauchen die Muskeln eine Steuerzentrale, die ihr Zusammenspiel dirigiert und aufeinander abstimmt. Diese Aufgabe übernimmt beim Menschen das Zentralnervensystem (ZNS). Dieses ist in der Lage,

- den menschlichen Körper gegen die Einwirkung der Schwerkraft in der aufrechten Körperlage zu halten. Diese Funktion des Bewegungssystems nennt man „Stützmotorik".
- die Muskeltätigkeit so zu koordinieren, dass gezielte Bewegungen, wie Gehen, Springen, Sprechen oder Schreiben, möglich sind. Diese Funktion des Bewegungssystems nennt man „Zielmotorik".

Um diese sehr vielfältigen Aufgaben erfüllen zu können, besitzt das ZNS zwei verschiedene Ebenen mit unterschiedlicher Aufgabenstellung. Man unterscheidet die Rückenmarksebene und die Ebene, die oberhalb des Rückenmarks liegt.

Motorische Zentren im Gehirn

Alle bewussten Muskelaktivitäten werden vom Gehirn aus gesteuert und kontrolliert. Hierfür gibt es in der Großhirnrinde einen großflächigen Bereich aus Nervenzellen, das motorische Zentrum. Die

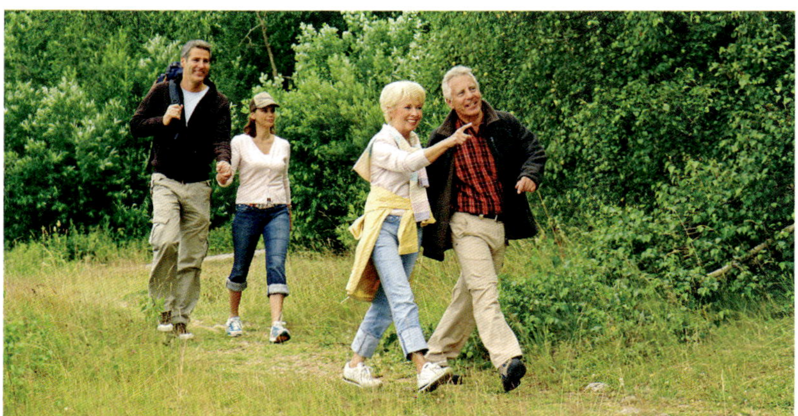

Nervenzellen sind spezifischer Muskeln und Muskelgruppen zugeordnet.

Motocortex

Bei der Ausführung von Bewegungen werden von der Steuerzentrale Großhirn Nervenimpulse ausgesandt, die über Nervenbahnen an die Motoneurone des Rückenmarks gelangen. Ein Motoneuron ist eine Nervenzelle, die für die Aktivität eines bestimmten Muskels zuständig ist. Von dort aus werden die Befehle zur Skelettmuskulatur weitergeleitet.

Im Motocortex, dem motorischen Zentrum im Gehirn, gibt es Steuerzentren für alle Skelettmuskeln. Je feiner die Bewegungen in den Muskeln abgestimmt werden können, desto größer sind die Steuerzentren im Motocortex. So ist die stärker differenzierte Muskulatur des Gesichts (Mimik, Sprache, Augenlider) oder der Finger in den Steuerzentren stärker repräsentiert als Muskeln des Rückens oder der Beine. Auch unsere Füße sind im Gehirn relativ großzügig vertreten.

Kleinhirn

Das Kleinhirn verändert und steuert den Bewegungsentwurf, den der Motocortex an die Muskeln übermittelt. Es kann verschiedenste Einflüsse verarbeiten. So werden Informationen über die Stellung des Körpers im Raum oder über die Lage einzelner Körperteile aufgenommen und in das Bewegungsprogramm mit eingearbeitet. Auch die Informationen aus der Umwelt werden, z. B. über Augen oder Ohren, an das Kleinhirn geleitet und führen evtl. zu einer Änderung der Bewegung. Das Kleinhirn kontrolliert also die grundsätzliche Körperhaltung (Stützmotorik) und das Körpergleichgewicht. Außerdem koordiniert es die Stützmotorik mit den willkürlichen Bewegungen (Zielmotorik), also mit absichtlich von uns ausgeführten Bewegungen des Körpers.

Außerdem sind im Kleinhirn automatisierte Bewegungsprogramme gespeichert. Diese Programme sind das Ergebnis motorischer Lernprozesse, d. h. der permanen-

Laufen lernen

Der Mensch benötigt im Vergleich zu allen anderen Lebewesen die längste Zeit, um das Gehen zu erlernen.
Die Lauflernphase eines Kleinkindes kann oder darf sich durchaus über das ganze zweite Lebensjahr erstrecken.
Wurde das aufrechte Gehen einmal erlernt und im Gehirn gespeichert, bleibt es bis ins hohe Alter hinein erhalten. Ähnlich verhält es sich später beim Erlernen des Radfahrens oder beim Einüben spezieller Bewegungsabläufe im Sport.

Die Bewegungssteuerung der Füße erfolgt mit Beteilung der motorischen Zentren im Gehirn. Kommt es in diesen Bereichen zu Störungen, so können Fußfehlstellungen und eingeschränkte Bewegungsmuster die Folge sein.

ten Wiederholung bestimmter Bewegungsabläufe.

Hirnstamm

Der Hirnstamm gehört zu den entwicklungsgeschichtlich ältesten Zentren des Gehirns. Er verarbeitet die Informationen aus den Gelenken, dem Gleichgewichtsorgan und den Augen. Diese Informationen werden über das Rückenmark an die ausführenden Muskeln weitergeleitet. Die Leistungen des Hirnstamms ermöglichen eine gute Körperhaltung und darauf aufbauende, zielgerichtete Bewegungen.

Die meisten Leistungen unserer Füße laufen automatisch ab. Reflexartig stabilisiert sich z. B. der Fuß auf einer unebenen Fläche.

Motorische Zentren im Rückenmark

Die Hauptaufgabe der Bewegungssteuerung im Rückenmark besteht in der Kontrolle der Körperhaltung und der Ausführung einfacher Bewegungsmuster. Dies läuft stets unbewusst ab.

Informationsfluss im Bewegungssystem

Jede Nervenzelle leitet die Information (Erregung) nur in eine Richtung. Wenn z. B. Impulse von einem Messfühler im Muskel zum Zentrum geleitet werden, spricht man von „afferenten (hinführenden) Nervenfasern“.
Gelangt der Impuls vom zentralen Nervensystem z. B. zu einem Muskel, so wird der Nerv als „efferente (herausführende) Faser“ bezeichnet.

Die Steuerung der Körperhaltung wird überwiegend durch Reflexe sichergestellt. Reflexe geschehen unbewusst und laufen im Nervensystem daher besonders schnell ab. Stellen Sie sich vor, sie stehen auf beweglichem Untergrund, etwa einem Schiff, und müssen die Schwankungen sofort ausgleichen.

Ein sehr bekannter Reflex ist der Kniesehnenreflex. Durch das Schlagen des Reflexhammers auf die Sehne unterhalb der Kniescheibe wird diese im Bruchteil einer Sekunde gedehnt. Die geringe Dehnung reicht aus, um im vorderen Oberschenkelmuskel ein blitzschnelles Zusammenziehen (Kontraktion) auszulösen. Der Oberschenkelmuskel versucht, der Dehnung der Sehne durch Muskelanspannung entgegenzuwirken.

Dieser Vorgang verläuft ausschließlich über Nerven, die zum Rückenmark führen. Dort wird der Nervenimpuls direkt auf eine zweite Nervenzelle übertragen, und dieser Impuls wird wiederum zum Muskel zurückgeführt. Das Gehirn ist dabei nicht beteiligt. Somit verlaufen Reflexe schnell und ohne den Einfluss unseres Bewusstseins.

Wenn z. B. plötzlich der Boden unter den Füßen nachgibt, müssen wir nicht erst nachdenken. Die Bewegungszentren im Rückenmark bewirken sofort die nötigen Bewegungen, um wieder ins Gleichgewicht zu kommen.
Die Leistungen des Bewegungssystems auf Rückenmarksebene heißt „Spinalmotorik". Sie kann von den übergeordneten Zentren des Hirnstamms oder des Motocortex beeinflusst werden. Grundsätzlich ist die Spinalmotorik über Rezeptoren und Nervenbahnen mit der Muskulatur verschaltet.

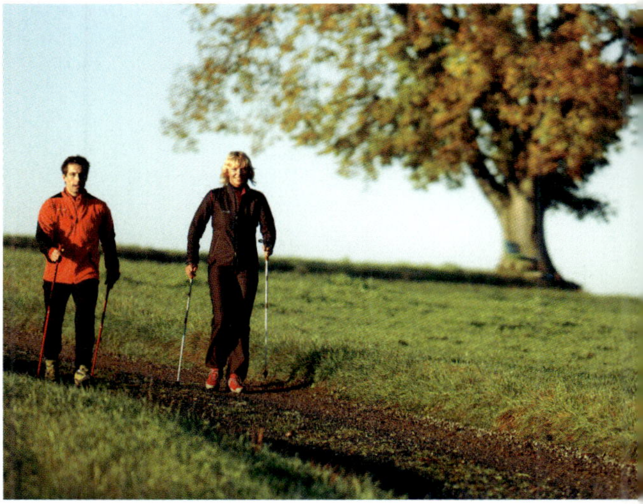

Füße als Sinnesorgan

Unsere Füße sind, ähnlich wie die Hände, mit sehr vielen Nervenzellen ausgestattet. Die Empfindlichkeit der Fußsohle kann jeder gut fühlen, z. B. wenn man dort gekitzelt oder gestreichelt wird. Diese Eigenschaft ist äußerst wichtig, weil die Fußsohlen den Kontakt zum Boden herstellen und unserem Körper einen festen Stand geben sollen.
Bei der Bewegungssteuerung spielt der Fuß eine entscheidende Schlüsselrolle. Impulse, die von den Rezeptoren der Fußsohle ausgehen, sind verantwortlich für die Aktivierung der Fußmuskulatur zur Sicherung der Gewölbekonstruktion. Darüber hinaus beeinflussen die Rezeptoren der Fußsohle die gesamte Muskelkette für die aufrechte Haltung.

Bedeutung des Gehirns

Die Gesundheit der Füße hängt nicht nur mit den Füßen zusammen, sondern beginnt schon mit der Leistungsfähigkeit des Gehirns. Die Fußmuskeln werden von den Bewegungszentren im Gehirn gesteuert.
Liegen auf dieser Ebene bereits Defizite vor, können die Fußmuskeln nicht harmonisch arbeiten. Fehlerhafte Bewegungsprogramme im Kleinhirn können die Motorik der Füße stören.

Freie Bahn im Rückenmark

Das Gehirn leitet die Nervenimpulse für die Fußmuskeln durch das Rückenmark in der Wirbelsäule. Die beidseitig aus dem Rückenmark austretenden Spinalnerven ziehen in die Unterschenkel und versorgen dort die Muskulatur mit den entsprechenden Nervenimpulsen. Kommt es auf der Strecke zwischen ZNS und Unterschenkel zu einer Störung in der Weiterleitung, können auch die Fußmuskeln nicht einwandfrei funktionieren. Ein Bandscheibenvorfall kann die Weiterleitung der Nervenimpulse aus dem Rückenmark in die Füße beispielsweise empfindlich stören. Im Extremfall kommt es zur Lähmung eines Teils der Fußmuskeln.

Wenn ein schlecht eingestellter Diabetes, Alkoholmissbrauch oder andere Erkrankungen, wie z. B. die Polyneuropathie (Nervenentzündung), zu Störungen der Sinneswahrnehmung geführt haben, fehlen dem Gehirn wichtige Informationen, die es für die Bewegungssteuerung benötigt: Es erfolgt keine Warnung durch Schmerz, wenn beispielsweise ein Gelenk überlastet ist. Daher können falsche Bewegungsmuster entstehen, die durch ungünstige Druckverteilung zu Gewebeschäden führen können

Gesunde Füße – Grundlage für gute Haltung und Bewegung

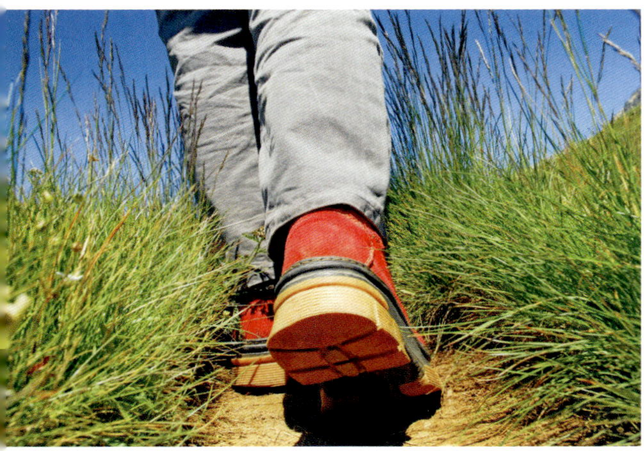

Auf den Füßen ruht unser ganzer Körper. Die Körperstellung und Haltung bauen sich von den Füßen und Beinen aus auf. Die Füße müssen gleichzeitig Stabilität, Standfestigkeit und Bewegung ermöglichen. Auf ebenem Untergrund erscheint dies einfach. Sobald der Boden schräg oder uneben ist, wird die Körperhaltung allerdings wesentlich schwieriger. Wenn wir gehen wollen, verlagern wir das Körpergewicht in die Füße und führen hierbei gleichzeitig eine komplexe Bewegung aus, an der alle Teile des Fußes und der Beine beteiligt sind.

Aufrechter Stand

Die Fußstellung und das Zusammenspiel aller Fußknochen und -muskeln bilden das Fundament für das aufrechte Stehen und eine gute Körperhaltung. Nur wenn alle Teile des Systems in korrekter Form beteiligt sind, kann das Gesamtsystem langfristig funktionstüchtig sein. Störungen in den Gelenken, wie z. B. im Knie, in den Hüften, in der Wirbelsäule oder Halswirbelsäule, können im Wechselspiel auch die Fußfunktionen beeinträchtigen.

Fußfehlformen und Fußschwächen lösen eine Kettenreaktion von Veränderungen in den darüberliegenden Gelenken aus. So bewirkt ein Absinken des inneren Längsgewölbes eine vermehrte X-Beinstellung im Kniegelenk. Das Becken reagiert mit einer vermehrten Kippung, wodurch sich der Körperschwerpunkt nach vorn verlagert. Zum Ausgleich wird der Oberkörper nach hinten gelehnt, was in der Lendenwirbelsäule zu einer Hohlkreuzhaltung führt. Folglich muss die Rückenmuskulatur wesentlich mehr Haltearbeit leisten, um den Körper im Gleichgewicht zu halten. Die höhere Rückenmuskelspannung kann das Auftreten von Rückenschmerzen begünstigen.

Ablauf der Gehbewegung

- Der Fuß setzt am Boden mit der Ferse auf und rollt ab.
- Das gesamte Körpergewicht lastet auf dem Fuß.
- Die Ferse wird vom Boden abgehoben.
- Die Abrollbewegung setzt sich zum Vorfuß hin fort.
- Die Zehen werden vom Boden abgehoben, die große Zehe zuletzt.
- Der Fuß wird mit der Ferse zuerst nach vorn gesetzt.

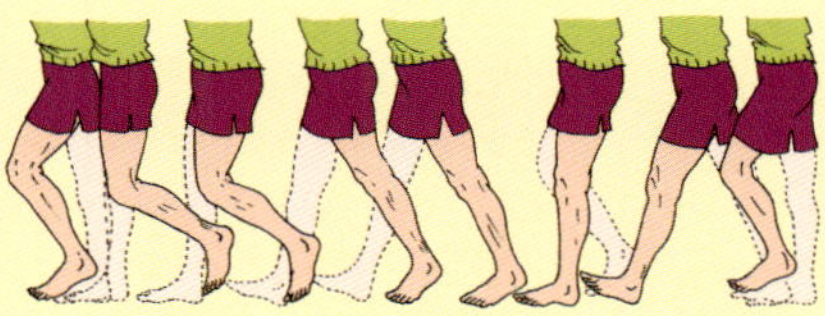

Fortbewegung

Besonders wichtig ist die gute Fußfunktion für das Gehen, Laufen und alle anderen Bewegungsformen. Beim normalen Gehen wird der Fuß sehr viel stärker belastet als beim Stand. Druckmessungen zeigen folgende Ergebnisse: Die Ferse wird um das 2,2-fache, im Bereich der Mittelfußknochen um das 4,5-fache und unterhalb der Großzehe um das 12,6-fache höher belastet als im Stehen. Für den kraftvollen Abstoß des Fußes beim Gehen sind demzufolge die Großzehe und die Mittelfußknochen verantwortlich. Nimmt man den Gang einmal ge-

Körperliche Ausgewogenheit beginnt bei den Füßen, da ihre grundlegende Aufgabe darin besteht, für den Körper eine zuverlässige Basis zu schaffen.

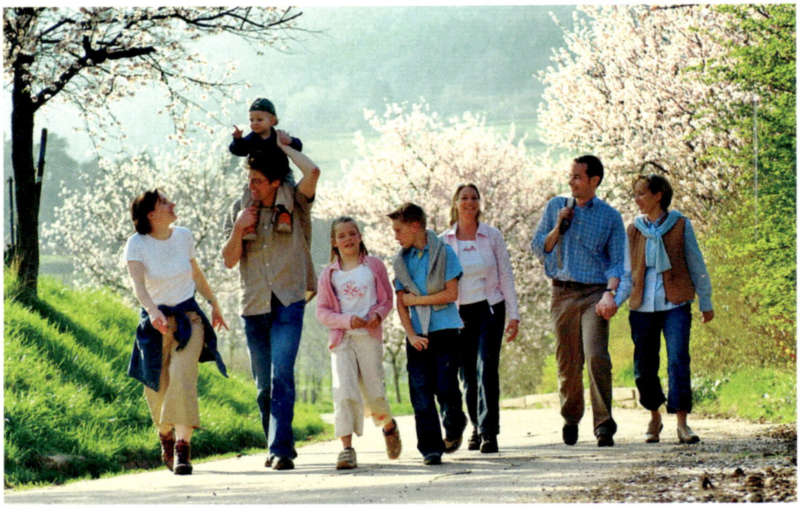

Die Abrollbewegung der Füße beeinflusst langfristig auch die Gesundheit der Knie- und Hüftgelenke.

nauer unter die Lupe, wird man feststellen, dass er sich aus verschiedenen Komponenten zusammensetzt. Es ist erstaunlich, dass an einer eigentlich sehr einfachen Bewegung derart viele Teilbewegungen äußerst präzise miteinander gekoppelt sind. So wird verständlich, dass das menschliche Bewegungssystem nur in seiner Gesamtheit betrachtet werden kann.

Die Füße sind Teil des Ganzen, vergleichbar mit dem Glied einer Kette. So wie das schwächste Glied die Belastbarkeit einer Kette beeinflusst, so bestimmen auch die Füße die Belastbarkeit des gesamten Bewegungssystems des Menschen.

Abrollbewegung der Füße

Die Abrollbewegung der Füße ist noch viel komplizierter, als sie auf den ersten Blick erscheinen mag. Die genaue Analyse der Bewegung zeigt folgende Details: Beim ersten Bodenkontakt der Ferse befindet sich der Fuß in einer Supinationsstellung (lateinisch supinare = nach hinten beugen), er dreht sich also zunächst auswärts und proniert (lateinisch pronare = vorwärts neigen) dann schnell bis zum flachen Aufsetzen des Fußes, d. h. er dreht sich nun einwärts. Wenn sich die Ferse vom Boden löst, kommt es wieder zu einer Supination. Diese besondere Form der Fußbeweglichkeit wird auch als „Spiraldynamik" bezeichnet.

Bewegungen im Knie

Beim Aufsetzen der Ferse ist das Kniegelenk gestreckt. Während der frühen Standbeinphase beugt es sich bis ungefähr 20 Grad.

Wenn sich der Körper schließlich über den Fuß bewegt, streckt sich das Knie wieder ganz durch.
Es kommt erneut zur Beugung, wenn sich der Fuß vom Boden löst. Diese geht anschließend in eine Kniestreckung über, bis das Bein erneut aufsetzt. Neben diesen Beuge- und Streckbewegungen dreht sich bei jedem Schritt der Unterschenkel im Kniegelenk.

Bewegungen im Hüftgelenk

Vergleichbar mit den Bewegungen im Kniegelenk zeigt auch das Hüftgelenk beim Gehen fortlaufend Streck-, Beuge- und Drehbewegungen. Beim Aufsetzen der Ferse ist das Hüftgelenk leicht gebeugt und etwas nach außen gedreht. In der Stand- und Abrollphase geht es in eine Streckbewegung über.
Beim Abstoßen des Fußes mit der Großzehe wird das Hüftgelenk schließlich nach hinten überstreckt und gleichzeitig ein wenig nach innen gedreht.

Drehung des Beckens und Rumpfs

Wenn man von oben auf einen gehenden Menschen blickt, dreht das Becken in Richtung des voranschreitenden Beins. Der Oberkörper hingegen dreht in die zur Beckendrehung entgegengesetzte Richtung. Diese gegensätzliche Drehung stabilisiert den Körper wirksam.

Armschwung

Bei einer Geschwindigkeit von mehr als 0,75 Meter pro Sekunde kommt es zu einem automatisierten, regelmäßigen Pendeln der Arme. Die Bewegung erfolgt in entgegengesetzter Richtung zum gleichseitigen Bein, entsprechend der Drehung des Oberkörpers. Ein korrekt synchronisierter Armschwung unterstützt die Drehung des Rumpfs und führt zu einem stabileren und effizienteren Gang. Das ist aber natürlich nur dann der Fall, wenn man die Hände nicht in Hosen- oder Manteltaschen vergräbt, an jeder Hand eine schwere Einkaufstüte statt eines praktischen Rucksacks trägt oder sich die Armbewegungen aus falscher Scham verkneift.

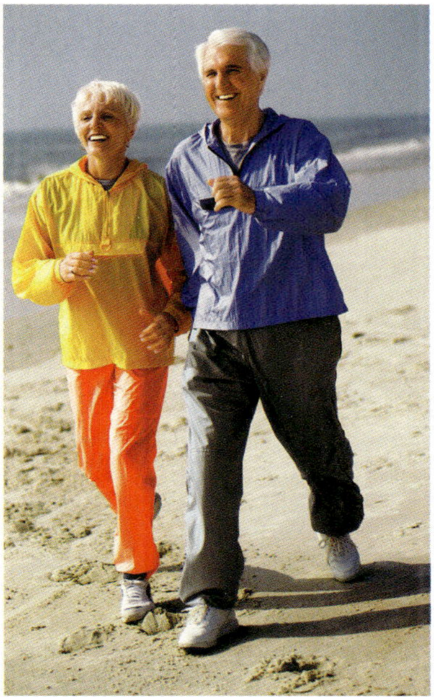

Der Kopf sollte auf der Halswirbelsäule im Lot stehen und sich beim Gehen nicht mit bewegen.

Entwicklung vom Kinder- zum Erwachsenenfuß

Neugeborene sind mit genetisch vererbten Reflexen ausgestattet. So ist ihre Greiffunktion rund 20-mal besser als jene von Erwachsenen.

Bei der Geburt des Kindes sind die Füße noch klein und nicht belastbar. Es dauert in den meisten Fällen ein Jahr, bis der Säuglingsfuß so weit entwickelt ist, dass von dem Kind erste Steh- und Gehversuche unternommen werden können.
Natürlich gibt es aber auch Säuglinge, die schon eher laufen können. Kinder haben ein Gespür für den richtigen Moment. Sie wissen oder fühlen genau, wann Ihr Fuß ausreichend weit entwickelt ist. Die sorgfältige Reifung des Kinderfußes ist die Grundlage für den gesunden und funktionstüchtigen Fuß eines Erwachsenen.

Langwieriger Prozess

Füße durchlaufen, wie alle Organe des menschlichen Körpers, im Laufe des Wachstums sehr viele Veränderungen. Vergleichbar mit allen Knochen und Gelenken muss sich auch der Kinderfuß allmählich entwickeln. Dieser Prozess beginnt im Säuglingsalter und erstreckt sich über einen Zeitraum von 16 bis 18 Jahren. Der Kinderfuß benötigt viel Zeit, bis er zu einem gesunden, kräftigen Fuß heranwächst. Der lange Zeitaufwand ist sicherlich eine gute Investition. Letztendlich sollen die Füße uns ein Leben lang tragen und das Stehen und Gehen zu jeder Zeit ermöglichen.

Füße im Säuglingsalter
Beim Neugeborenen sind die meisten Knochen noch nicht vollständig ausgebildet, sondern erst als weiches Knorpelgewebe angelegt. Diese Entwicklungsstufe trifft insbesondere auch auf die Knochen des Fußskeletts zu.

Da während des ersten Lebensjahres der Fuß nicht belastet wird, finden in dieser Entwicklungsphase nur geringe Veränderungen statt. Im Säuglingsalter weist der neugeborene Mensch zudem zunächst eine typische O-Bein-Stellung auf.

Rücksicht gefragt!

Es dauert sehr lange (zwölf bis 14 Jahre), bis sich aus den millimeterkleinen Knochenkernen des Neugeborenen ein kräftiger, tragfähiger Fuß mit knochenfester Gewölbekonstruktion entwickelt hat. Schenken Sie daher in dieser Zeit den Füßen besondere Rücksicht und Aufmerksamkeit!

Langsame Entwicklung

Die Fußknochen, insbesondere die Knochen des Fußwurzelbereichs, durchlaufen die langsamste Entwicklung aller Knochen des menschlichen Körpers. Erst allmählich vergrößern sie sich und nehmen ihre teilweise sehr vielschichtig geformte Oberfläche an. Auch die spezifische Form der Sprunggelenke entwickelt sich sehr langsam. Die Knochenentwicklung ist erst mit Beginn der Pubertät abgeschlossen.

Füße im Kleinkindalter

Erst wenn das Kind beginnt, sich aufzurichten und die Füße zu belasten, fängt das Wachstum der Fußknochen an. Dieses Wachstum ist besonders stark von der Aktivität der Unterschenkel und Fußmuskulatur abhängig. Daher sind auch für die gesunde Entwicklung eines Kinderfußes viel Aktivität und unterschiedliche Reize auf den Fuß sinnvoll und erforderlich.

Der Kinderfuß besteht neben den Fußknochenkernen sowie den sehr zart angelegten Muskeln und Sehnen aus viel Fettgewebe. Aus diesem Grund sieht er beim ersten Abdruck wie ein Plattfuß aus. Durch die fehlende Muskeleinwirkung hat sich noch kein Fußgewölbe gebildet.

Die Lauflernphase eines Kleinkindes darf durchaus das ganze zweite Lebensjahr in Anspruch nehmen. Im dritten Lebensjahr bildet sich dann aus den O-Beinen mit zunehmender Harmonisierung des Gehvermögens ein leichtes X-Bein. Die Füße zeigen nun eine geringe Knickfußstellung. Diese stellt einen normalen Entwicklungsablauf dar.

Richtige Belastung

Es ist fast ein Wunder, wie sich Kinderfüße im Laufe der Wachstumsjahre entfalten. Die kleinen, runden Knochenkerne gestalten sich zu unterschiedlichen, vielschichtigen Fußknochen. Aus den bindfadenähnlichen Muskelsehnenzügen entwickeln sich ganz langsam kräftige Unterschenkel-

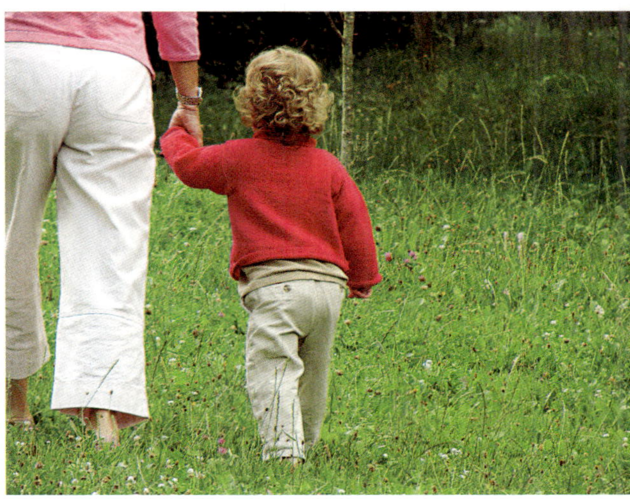

Endlich stehen ...

Wenn das Kind zum ersten Mal steht, zeigen sich in den allermeisten Fällen deutliche O-Beine, und die Füße werden etwas mehr auf dem Außenrand belastet.

Mein Kind kann schon laufen! Übertriebener Ehrgeiz der Eltern ist schädlich für die harmonische Skelettentwicklung.

und Fußmuskeln. Dieser Prozess beruht hauptsächlich auf den wohldosierten Zugwirkungen der Muskulatur.
Die Reifung der Knochen und die Entwicklung der Muskulatur sind im Säuglingsalter langsamer als im späteren Leben. Daher sollten Kinder im ersten Lebensjahr auch nicht zum Stehen oder Gehen aufgefordert werden. Es besteht zu diesem Zeitpunkt noch keine Belastungsfähigkeit des menschlichen Fußes. Keinesfalls darf das Stehen und Gehen aktiv gefordert oder unterstützt werden. Von sogenannten Lauflernhilfen ist jedenfalls dringend abzuraten. Im Zweifelsfalle fragen Sie ihren Kinderarzt oder Orthopäden!

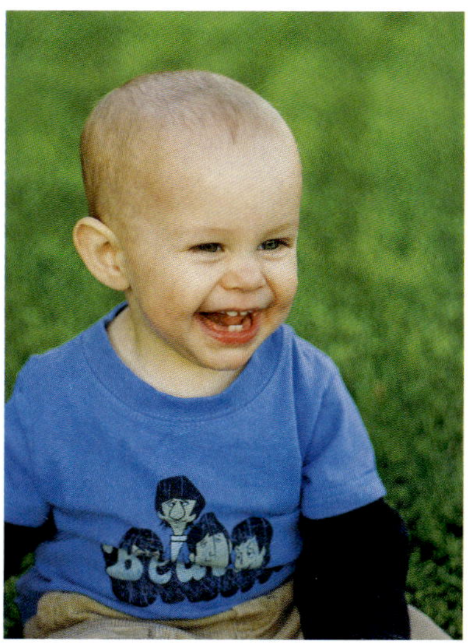

Durch die Zunahme des Körpergewichts und die erhöhte Bewegungsaktivität erfahren die kräftiger werdenden Muskeln stärkere Belastungsreize. Sie ziehen mit ihren Sehnen deutlich stärker an die Fußmuskeln. Dadurch gewinnen die Fußknochen ganz allmählich ihre typische Form. Der Muskelzug ist somit auch Voraussetzung für die Ausbildung der Fußgewölbe. Dieser Vorgang benötigt mehrere Jahre und kann durchaus bis zum Beginn des Schulalters andauern.
Die Krafteinwirkungen auf den Fuß, also auf die Knochen und Muskeln, während der Wachstums- und Entwicklungsperiode bestimmen somit dessen endgültige Form und Funktion.

Was ist gut für Kinderfüße?

Wichtig für die Entwicklungszeit des Kinderfußes ist die wohldosierte Belastung und die Bewegungsfreiheit der Füße. Wir dürfen den Kinderfuß, auch wenn er äußerlich groß erscheint, auf keinen Fall mit einem kleinen Er-

Stressfrei Kinderschuhe kaufen

Stellen Sie Ihr Kind bereits vor dem Schuhkauf zu Hause auf ein Stück Pappe, umfahren Sie die Füße mit senkrecht gehaltenem Stift, und schneiden Sie die Fußabdrücke aus. Im Schuhgeschäft können Sie dann mithilfe der Pappstücke bereits eine Vorauswahl guter Schuhe treffen, während Ihr Kind sich mit mitgebrachten Spielsachen beschäftigt.

Schon beim Hineinlegen und Befühlen der Kartonstücke werden Sie merken, dass viele Paare nicht infrage kommen, weil sie zu schmal oder zu kurz sind bzw. störende Nähte haben. Die geeigneten Schuhe lassen Sie Ihr Kind dann anprobieren – und zwar auch beim Rennen, beim Laufen auf Zehenspitzen und beim Fersengang.

wachsenenfuß vergleichen. Die Beachtung folgender Tipps fördert eine gesunde Entfaltung des Fußes Ihres Schützlings.

- Lassen Sie Ihr Kind möglichst oft barfuß gehen! Dadurch wird der Fußsohle mit den Rezeptoren und der Muskulatur ein Entwicklungs(an)reiz gegeben. Besonders geeignet sind weiche Böden mit unterschiedlicher Beschaffenheit, wie etwa Gras, Rasen, Sand, Kieselsteine oder auch Matten.
- Sensibilisieren Sie die Füße Ihres Kindes! Tastübungen, das Erspüren und Betreten unterschiedlicher Bodenbeschaffenheiten, das Malen mit den Füßen, das Bemalen der Füße und das Herstellen von Fußabdrücken sensibilisieren die Füße.
- Trainieren Sie die Fuß- und Unterschenkelmuskulatur Ihres Kindes durch spielerische Gymnastik! Das gelingt besonders gut durch Balancieren, Klettern, Hüpfen und Hinken. Ebenso wichtig ist das Kräftigen der Zehenbeugemuskulatur durch Greifübungen, wie z. B. das Aufnehmen kleiner Kieselsteine, Bleistifte oder Taschentücher. Solche Übungen tragen maßgeblich zur Stabilität der Fußgewölbe bei und sind besonders wichtig, da durch das Tragen von Schuhen die Muskulatur nur ungenügend eingesetzt wird.
- Entrümpeln Sie den Schulranzen Ihres Kindes: Längst nicht alles darin wird wirklich jeden Tag benötigt. Stellen Sie den Ranzen mit Inhalt auf die Waage: Das Gewicht sollte maximal zwölf Prozent des Körpergewichts betragen. Sprechen Sie das Thema Gewicht auf den Elternabenden in der Schule immer wieder an.

Schaffen Sie in Ihrem häuslichen Bereich möglichst viele Gelegenheiten zum Balancieren und Klettern. Vielleicht haben Sie ja in der Garage oder im Keller noch Platz für eine Kletterwand.

Seilhüpfen, Gummitwist & Co.

Jedes Kind hüpft gerne. Und das ist gut so, denn Bewegung ist für die körperliche und seelische Entwicklung wichtig. Allerdings gibt es gerade bei Sprungübungen und Hüpfspielen einiges zu beachten, damit Ihr Kind seine Füße nicht zu sehr belastet.

- Ihr Kind sollte beim Springen nicht mit voller Wucht auf dem Boden aufkommen, sondern das Körpergewicht durch Muskelkraft abfangen. Dadurch werden die Gelenke und noch nicht voll ausgereiften Knochenstrukturen geschont. Oft hilft ein kleiner Wettbewerb: Wer besonders leise springt, hat gewonnen.
- Gerade muskelschwache Kinder sollten nicht auf harten Böden springen.
- Ihr Kind sollte gut dämpfende Sportschuhe tragen.
- Kinder mit schwacher Muskulatur geraten bei Sprüngen mit einem Bein bei der Landung oft in eine Knickfußstellung. Derartige Sprünge sollten daher nur dann ausgeführt werden, wenn die Muskulatur kräftig genug ist, das Sprunggelenk entsprechend zu stabilisieren, damit das Körpergewicht abgefangen werden kann. Dies kann erreicht werden, indem zunächst Balanceübungen im Einbeinstand oder auch auf einem speziellen Standkegel durchgeführt werden.

Lassen Sie Ihr Kind möglichst oft auf niedrigen Mauern oder liegenden Baumstämmen balancieren. Es darf auch eine gewisse Mutprobe sein, da hierdurch die Gehirnentwicklung besonders intensiv gefördert wird. Aber natürlich sollten Sie Ihr Kind keinen Gefahren aussetzen!

- Durch barfüßiges Klettern werden die Fußmuskeln durch Greifen und Tasten auf vielfältige Weise gefördert.
- Wählen Sie geeignete Schuhe für Ihr Kind aus! Dabei ist auf eine sehr gute Passform, eine biegsame Sohle, atmungsaktives sowie flexibles Obermaterial und natürlich die Bewegungsfreiheit des Fußes zu achten. Die Schuhe dürfen nicht zu schmal sein. Bedenken Sie, dass Kleinkinderfüße jeden Monat bis zu zwei Millimeter in die Länge wachsen können. Gerade gut passende Schuhe können schon kurze Zeit nach dem Kauf zu eng sein. Kinderschuhe sollten daher immer mindestens einen Zentimeter Längenreserve in Verlängerung der Großzehe haben. Weil die Ferse und der Rückfuß das Gewicht des Menschen tragen, ist auch beim Kinderfuß auf einen guten Halt im Rückfuß zu achten.
- Ihr Kind sollte hohe Belastungen vermeiden! Wegen der noch nicht ausgewachsenen und voll entwickelten Knochen im Sprunggelenk und im Mittelfußbereich sind hohe Belastungen im Sport oder in der

Freizeit kritisch zu bewerten. Dazu zählen leistungsorientiertes Turnen, Eiskunstlaufen, Leichtathletik oder auch Ballett. Diese Sportarten sind mit angemessener Vorsicht erlaubt. Allerdings muss auf die individuelle Belastbarkeit des Heranwachsenden Rücksicht genommen werden. Im Kindesalter gilt: eher weniger Belastung als zu hohe Belastung. Zum Ballett sollte ein Kind z. B. erst mit zwölf Jahren gehen. Im Mittelpunkt des Trainings für Kinder sollte die vielfältige Grundlagenausbildung aller sportlichen Fähigkeiten liegen und nicht nur die Konzentration auf einzelne Bewegungsabläufe. Der überlastete Kinderfuß kann bei übermäßiger Anstrengung in seiner Entwicklung erheblich gestört werden.

- Wesentliche Fehlentwicklungen des Fußwachstums sind selten und sollten durch regelmäßige kinderärztliche Untersuchungen überprüft werden. Schwere Wachstumsdeformitäten der Füße sind äußerlich erkennbar und müssen dann entsprechend orthopädisch behandelt oder in seltenen Fällen operiert werden.

Um uns ein Leben lang zu tragen – im Stehen und Gehen – ist eine gesunde kräftige Entwicklung der Füße erforderlich. Die gut trainierte Muskulatur und feinfühlige Koordination des Nervensystems ermöglichen überhaupt erst die vielen Aufgaben und Belastungen, die wir unseren Füßen zumuten. Je besser sie entwickelt und herangereift sind, desto eher können wir sie mit Freude gebrauchen.

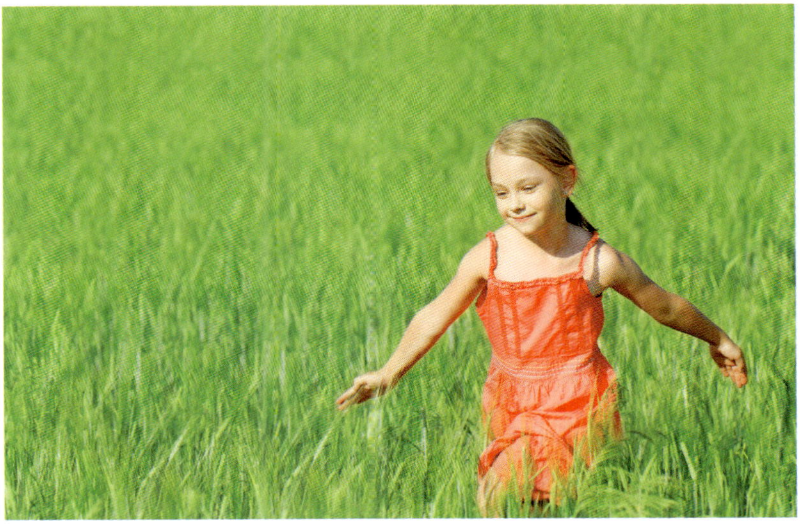

Ein kindgerechter Sport ist besonders vielseitig, fördert die koordinativen Fähigkeiten und ist spielerisch.

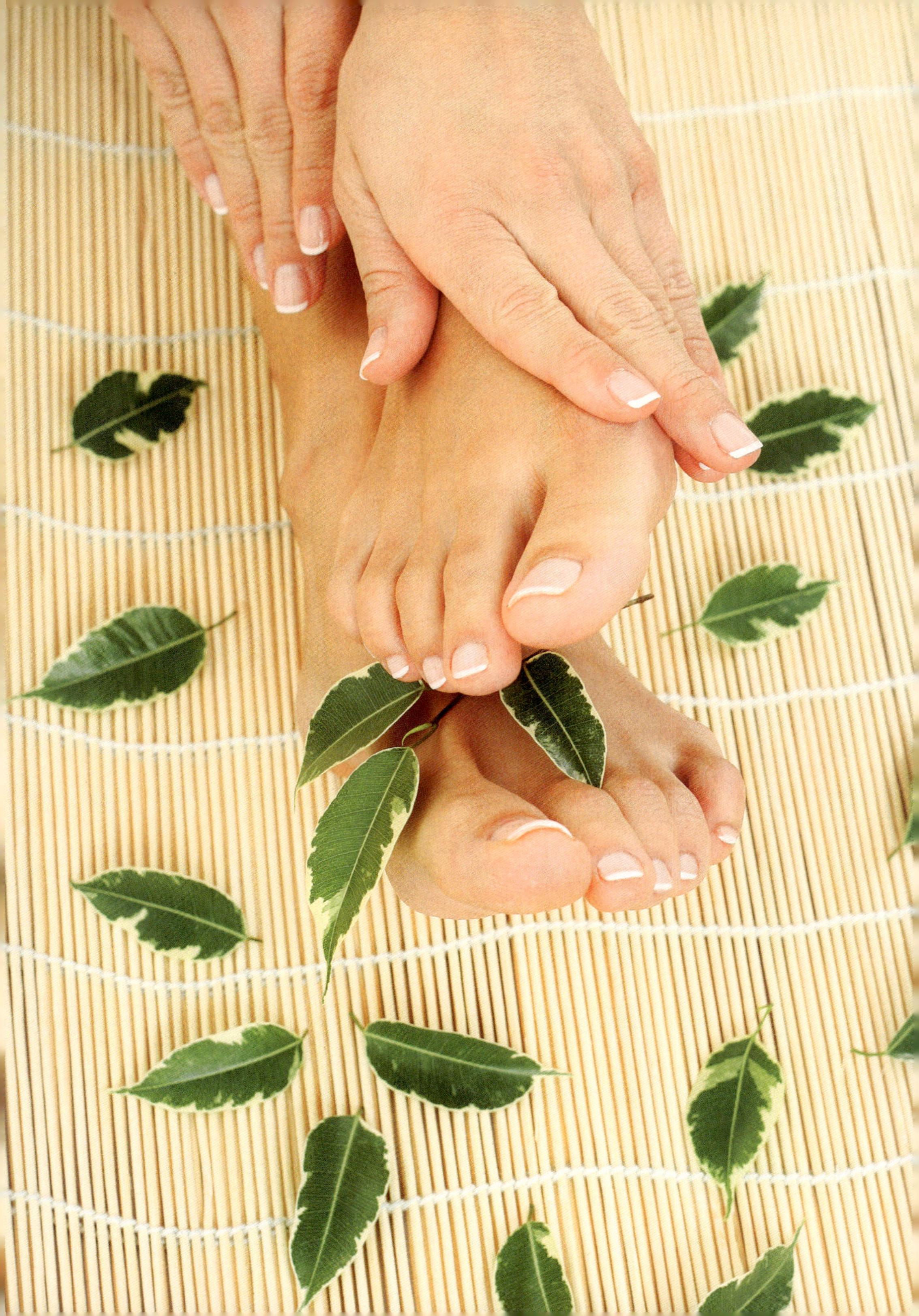

Ursachen für Fußprobleme

Viele Menschen leiden unter Fußproblemen. Die gute Nachricht: Die wenigsten Fußbeschwerden sind erblich bedingt. Beinahe jeder Mensch kommt mit gesunden Füßen auf die Welt. Meist werden Beschwerden durch individuelles Fehlverhalten, wie z. B. Überbelastung oder schlechtes Schuhwerk, ausgelöst. Daher können Sie einiges dafür tun, dass Ihre Füße noch lange gesund bleiben und Sie sicher durchs Leben tragen.
Aber auch Unfälle, Verletzungen oder Erkrankungen vor allem des Nervensystems können Ursache von Fußproblemen sein.

Angeborene Fußfehlbildungen

Arten

Bei Neugeborenen gibt es verschiedene Fußfehlbildungen, die bereits ab der Geburt vorhanden sein können.

Sichelfuß

Am häufigsten findet man als angeborene Fußfehlstellung den Sichelfuß. Hierbei zeigt sich eine Einwärtskrümmung des inneren Fußrandes in Form einer Sichel. Die Großzehe zeigt zur Körpermitte, die Ferse ist jedoch in normaler Stellung. Die Sichelfußfehlstellung ist meist beidseitig vorhanden, tritt aber auch einseitig auf.

Klumpfuß

Eine schwerwiegende Fußfehlbildung ist der sogenannte Klumpfuß. Diese Fußdeformität zeigt drei wesentliche Merkmale:

- einen Hochstand der Ferse, die Ferse steht also höher als der Vorfuß,
- eine Spitzfußstellung, bei der nur der Vorfuß am Boden aufgesetzt wird, und

Sichelfuß vermeiden

Der Sichelfuß wurde besonders häufig bei Säuglingen beobachtet, die in Bauchlage zum Schlafen gelegt wurden.

- eine Fußtorsion (Verdrehung; lateinisch torquere = drehen) nach innen (Eversion).

Der Fuß ist bereits beim Säugling mehr oder weniger auffällig deformiert und lässt sich auf jeden Fall nicht ohne Einwirkung von außen in eine normale Stellung bringen. Dies geschieht durch sanfte Umformung mit den Händen eines Therapeuten.

Achten Sie bereits bei Säuglingen auf Fußfehlstellungen!

Hackenfuß

Bei dieser Fehlstellung wird der Fußrücken in Richtung Unterschenkel nach oben gezogen. Die Überstreckung des Fußrückens ist dabei meist so extrem, dass es aussieht, als ob er fast am Unterschenkel anliegt. Die Ferse tritt auffällig nach unten vor.

Plattfuß

Ein Plattfuß ist durch eine Fehlstellung der Fußwurzelknochen definiert, sodass diese keine Ausformung des inneren Fußgewölbes ermöglichen. Ursache dieser knöchernen Fehlstellung ist ein steil nach unten zeigendes Sprungbein. Dieses Krankheitsbild heißt in der medizinischen Fachsprache daher Talus vertikalis (lateinisch talus = Sprungbeinknochen, verticalis = senkrecht).

Ursachen

Der Grund für die meisten Fußfehlbildungen, die bereits beim Säugling erkannt werden, liegt in einer Verkürzung insbesondere der langen Fußmuskeln und Sehnen. Ursache hierfür können ungünstige Stellungen des Embryos in der Gebärmutter sein.
Entgegen der normalen Embryohaltung befinden sich die Füße des Ungeborenen hinter dem Kopf im Nacken verschränkt.
Die normale Position des Embryos in der Schwangerschaft ist die Hock-Sitz-Stellung. Dabei sitzt das ungeborene Kind mit gebeugten Hüft-, Knie- und Armgelenken mit dem Kopf in Richtung Steißbein der Mutter. Weitere mögliche Gründe sind ineinander verdrehte Stellungen der Beine und Füße. Manche Fehlbildungen sind auch erblich bedingt.

Behandlung

Diese im Wesentlichen durch Weichteilverkürzungen verursachten Fehlbildungen können gut behandelt werden. Wichtig ist es, solche Fehlstellungen und Fehlbildungen sofort nach der Geburt zu erkennen, da sie dann durch spezielle Handgriffe des Arztes korri-

giert und in den meisten Fällen wieder in ihre normale Fußform gebracht werden können. Diese Stellung wird durch einen Gips oder eine vorgefertigte Schiene (Orthese) fixiert und muss wöchentlich angepasst werden.
Wenn sich innerhalb der ersten Lebensmonate die angeborene Fußfehlstellung nicht vollständig normalisieren lässt, sind operative Maßnahmen erforderlich. Hierbei genügt in der Regel eine Verlängerung der verkürzten Weichteile, wie z. B. der Gelenkkapseln, Sehnen und Muskeln.

Weitere Fehlbildungen

Weitere angeborene Fehlbildungen bestehen in einer unnormalen Ausbildung der einzelnen fünf Mittelfußknochen und Zehen. Dabei handelt es sich um ein reines knöchernes Fehlwachstum oder eine Fehlentwicklung. Es kommt z. B. vor, dass Zehen zusammengewachsen sind. Diese Missbildung kann nur Bereiche der Haut, Knochen oder auch beide Strukturen betreffen.
Wenn die Haut zwischen den Zehen besonders stark ausgeprägt ist, spricht man von Schwimmfalten. Dabei können die Zehen wie zusammengewachsen erscheinen. Diese angeborenen Fehlbildungen sind schwieriger zu korrigieren als die Fehlstellungen durch Weichteilverkürzungen. Falls solche Missbildungen im späteren Leben Beschwerden beim Stehen und Gehen bereiten, empfiehlt sich die operative Korrektur.
Ganz selten gibt es auch schwere angeborene Fußfehlbildungen

Angeborene Fehlbildungen von Kinderfüßen sollten fachgerecht behandelt werden.

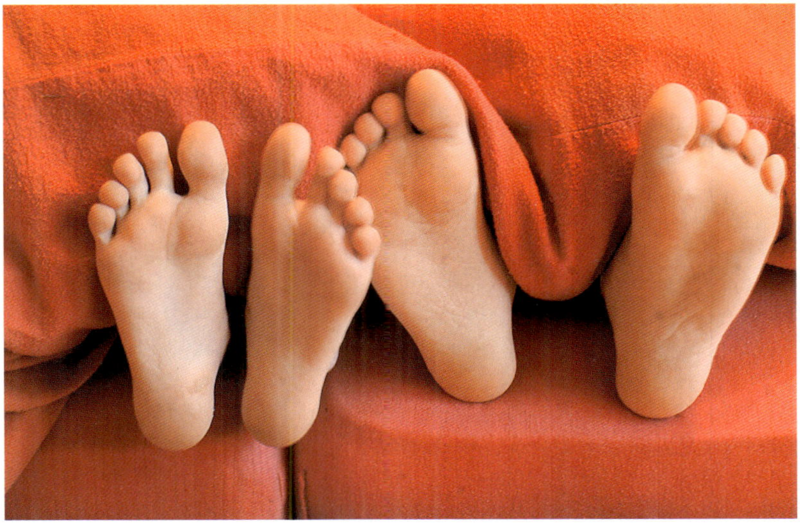

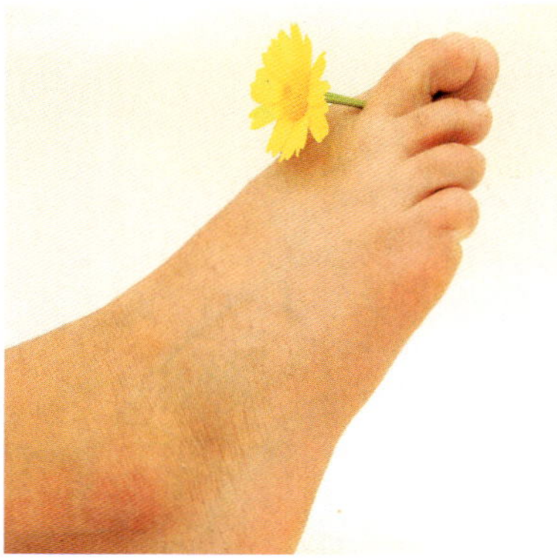

durch Entwicklungs- und Wachstumsstörungen. Diese Missbildungen betreffen die Unterschenkelknochen mit Verkürzung oder Verformung des Schien- oder Wadenbeins. In diesem Fall ist eine differenzierte orthopädische Behandlung erforderlich. Glücklicherweise können sich angeborene Knochenfehlbildungen auch im Laufe des Wachstums spontan korrigieren.

Erworbene Fußfehlstellungen

Fußfehlstellungen entwickeln sich im Laufe des Lebens. Sie hängen bei den meisten Menschen von der individuellen Belastung der Füße ab. Dabei spielen die Anforderungen im Beruf und das Verhalten in der Freizeit eine herausragende Rolle. Erworbene Fußfehlstellungen werden oft von ungünstigem Schuhwerk, Stehen und Gehen auf harten Böden oder Bewegungsmangel verursacht.

Senkspreizfuß

Die häufigste Fußfehlstellung, die im Laufe des Lebens erworben wird, ist sicherlich der Senkspreizfuß. Hierbei ist das Fußlängsgewölbe am Innenrand des Fußes eingesunken oder vermindert. Dieses Absenken des Fußgewölbes kann so ausgeprägt sein, dass die Betroffenen einen Plattfuß vermuten. Sehr häufig tritt gleichzeitig ein verbreiterter Vorfuß mit Abflachung des Quergewölbes im Mittelfuß und Zehenbereich auf. Für diese erworbene Fußdeformität gibt es nach medizinischem Wissen zwei wesentliche Hauptgründe:

- eine anlagebedingte, konstitutionelle Schwäche der Muskeln, Sehnen und Bänder des Fußes und/oder
- die jahre- und jahrzehntelange Belastung der Füße durch lang andauerndes Stehen und Gehen auf harten Böden.

Röntgenbild eines Hallux valgus

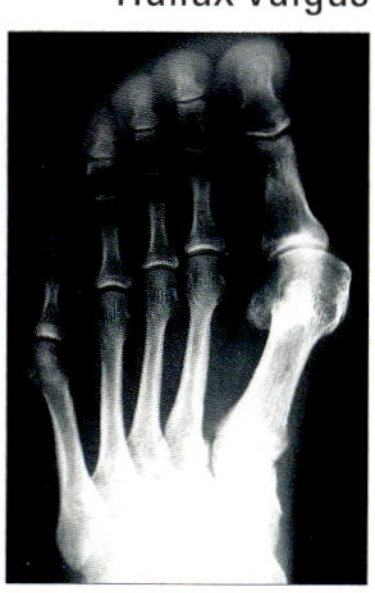

Hallux valgus

Weit verbreitet ist eine Fehlstellung der Großzehe einhergehend mit dem sogenannten Hallux valgus (lateinisch hallux = Großzehe, valgus = schief stehend). Dieser

Fachbegriff beschreibt eine Verbiegung der Großzehe nach außen mit gleichzeitiger Verdrängung der benachbarten Kleinzehen. Die kleinen Zehen befinden sich dann häufig in einer Hammer- oder Krallenzehenstellung.
Beim Hallux valgus liegt in den meisten Fällen bereits ein Spreizfuß vor. Dabei ist im Verlauf von mehreren Jahren der erste Mittelfußknochen am Innenrand des Fußes ein wenig nach unten gedreht (rotiert), und die Großzehe macht im Grundgelenk eine Verbiegung nach außen. Dadurch entsteht gleichzeitig ein fehlerhafter Muskel- und Sehnenzug, der die Fehlstellung der Zehen noch verstärkt. Die kräftige Streck- und Beugesehne der Großzehe verläuft dann nicht mehr parallel am Knochen, sondern mehr außen daneben. So wirkt sie wie ein zusätzlicher Zügel in die Fehlrichtung zur weiteren Verbiegung.
Der Hallux valgus, volkstümlich „Ballen" genannt, wird häufig durch unpassendes, zu enges Schuhwerk verursacht. Denken Sie an die Schuhmode mit spitz zulaufendem Vorfuß – und das, obwohl unser Fuß vorn im Zehenbereich eindeutig am breitesten ist. Schmerzen machen sich im Großzehengrundgelenk und seitlich im Bereich der Haut bemerkbar. Hier entsteht oft eine Entzündung mit Druckstellen. Erleichterung können ein Zehenspreizer oder auch orthopädische Einlagen mit Abstützung des Vorfußgewölbes bewirken.

Hammerzehen/ Krallenzehen

Bei einer Hammerzehe befindet sich die Zehe in einer dauerhaften Beugestellung. Davon können alle Kleinzehen betroffen sein. Die Beugekontraktur (Versteifung) bezieht sich im Wesentlichen auf das erste Zehengelenk.
Das Zehenendglied steht wie ein Hammer steil auf dem Boden und ist damit hoffnungslos überlastet. Sehr schmerzhafte Veränderungen der Haut sind häufig die Folge, weil die empfindsame Zehenspitze ständig auf den Boden gedrückt wird.
Die Krallenzehe weist zusätzlich eine Überstreckung im Zehengrundgelenk auf. Damit ist die Kleinzehe im Grundgelenk am

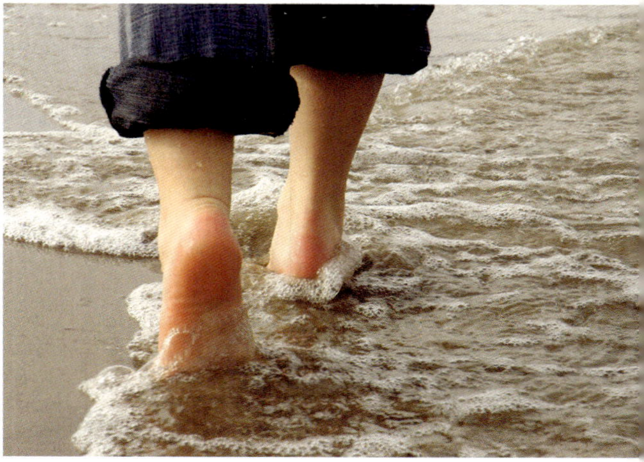

Vorfuß nach oben überstreckt, das Zehenmittelgelenk steht in der Hammerzehenposition nach unten. Erhebliche Sehnenverkürzungen halten die Zehe in dieser Fehlstellung fest.

Gleichzeitig können schmerzhafte Hautdruckstellen bis hin zur chronischen Entzündung auftreten, und zwar an der Streckseite des Zehengelenks nach oben und am Zehennagelbett nach unten. Diese Druckstellen der Haut werden auch „Hühneraugen" genannt. Sie entstehen durch die Einzwängung der fehlgestellten Zehen im Schuh.

Zehenfehlstellungen sind nicht nur Schönheitsfehler, sondern können zu quälenden Fußschmerzen führen.

Die Entwicklung dieser Fehlstellungen ist meist Folge einer bereits zuvor eingetretenen Formveränderung der Füße, eines Senkspreizfußes. Hierbei hat zuerst das knöcherne Fußgewölbe seine normale Form verloren. Die angrenzenden Zehenknochen geraten dadurch in eine Fehlstellung. Die knöcherne Veränderung bewirkt auch einen ungünstigen Einfluss auf die beteiligten Weichteile. Dabei kommt es zu einer Änderung der Krafteinflüsse der Muskeln und Sehnen mit einer fehlerhaften Einwirkung auf die Stellung und Bewegung der Fußknochen. Diese Kräfte summieren sich im Laufe der Jahre, sodass sich ganz allmählich zunehmende Fehlstellungen und Fehlfunktionen herausbilden.

Bei den sehr schmerzhaften Hammer- oder Krallenzehen verrenken sogar die Zehengrundgelenke. Es kann vorkommen, dass diese von oben auf die Mittelfußknochen drücken und sie nach unten in Richtung Fußsohle zwingen. In der Folge bilden sich sehr schmerzhafte Druckstellen, weil die Fußkno-

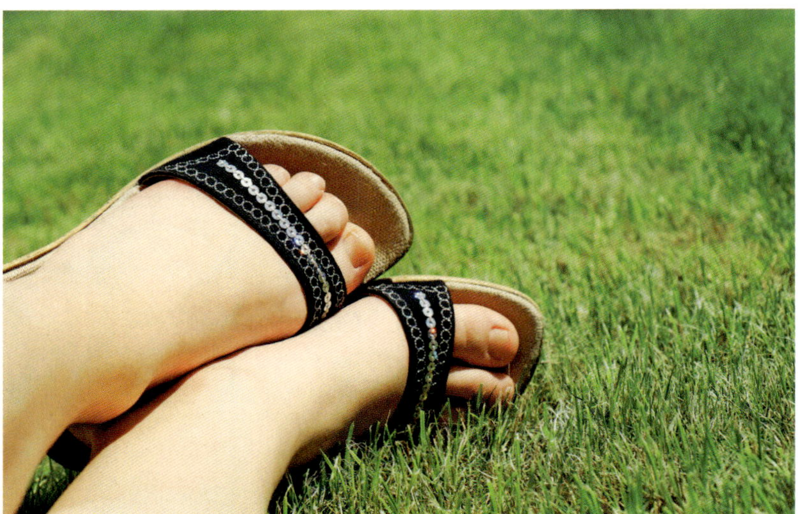

Arthrose

Unter „Arthrose" versteht man den Verschleißzustand eines Gelenks. Im Laufe vieler Jahre, verschlimmert durch Fehlstellung oder Verletzungen, kommt es bei den meisten Menschen zur Abnutzung des Gelenkknorpels, der die Gleitfläche zwischen zwei Knochen darstellt.
Der Knorpelverlust führt dann zum Kontakt der Knochenpartner und infolgedessen zu deren starkem Abrieb.
Die Knochenoberfläche wird immer unebener und rauer. Die abgeriebenen Knorpel- und Knochenteilchen verursachen schmerzhafte Gelenkentzündungen und häufig einen Erguss mit Schwellung.

chen von innen gegen die Haut drücken. An diesen Druckstellen können sich Schwielen oder Hühneraugen entwickeln.
Wegen der extremen und starren Verformung, einhergehend mit einer Verkürzung der Sehnen und Fehlstellung der Zehenknochen, sind in den meisten Fällen operative Korrekturen der Gelenkknochen mit gleichzeitiger Sehnenverlängerung erforderlich.

Hallux rigidus

Der Hallux rigidus (lateinisch hallux = Großzehe, rigidus = unbeweglich) beschreibt eine Versteifung der Großzehe. In der Regel ist das Großzehengrundgelenk dann davon betroffen, wenn man unter Arthrose leidet.

Degenerative Veränderungen und Verschleißprozesse führen zum Verlust von Knorpelmasse und zur Verengung des Gelenkspalts. Gleichzeitig ist im Großzehengelenkbereich meist eine erhebliche Verdickung nach oben (streckseitig) und nach innen seitlich sicht- und fühlbar.
Handelt es sich um sogenannte echte Überbeine, also knöcherne Anbauten, nennen Mediziner dieses Phänomen „Exostose" (Knochenwucherung).

Das Großzehengelenk ist das wichtigste Gelenk zum Abstoßen des Fußes in der Endphase der Gehbewegung. In dieser Abrollphase wird eine deutliche Dehnung in die Überstreckung vollzogen. Wenn der Bewegungsspielraum durch Verschleiß und Arthrose erheblich vermindert ist, kann die Großzehe nicht abrollen, sie wird gehebelt. Das löst einerseits Schmerzen im Gelenk aus und stört andererseits den gesamten Bewegungsablauf des betroffenen Menschen sowohl im Fuß als auch im Bein.

Arthrose und Verschleiß, wie wir sie von den großen Gelenken her kennen, kommen auch an den kleinen Zehengelenken vor.

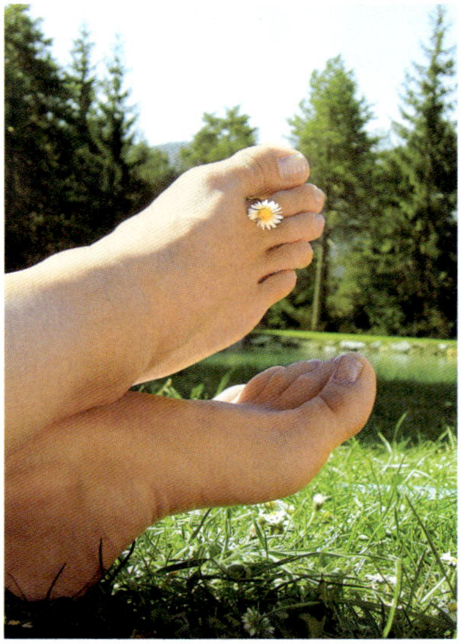

Der Fersensporn ist in den meisten Fällen sehr schmerzhaft, ähnlich einem eingetretenen Dorn.

Eine orthopädietechnische Schuhzurichtung mit Abrollsohle oder Ballenrolle kann hier eine Erleichterung bewirken. Ansonsten sind operative Behandlungen des Großzehengelenks oder des Vorfußes möglich.

Fersensporn

Der Fersensporn ist eine kleine Verknöcherung der Fußsohlensehne am Ansatz des Fersenbeins. Seltener kommt diese Verknöcherung auch am Ansatz der Achillessehne in der Nähe des Fersenbeins vor. In beiden Fällen ist der Fersensporn im Röntgenbild sichtbar und sieht aus wie ein Dorn oder Sporn.

Entstehen kann diese Fehlstellung durch Überbelastung der Fußsohlen oder Achillessehnen. Aber auch Alterung, Verschleißerscheinungen (Degeneration) oder Fehlbelastungen in Abhängigkeit von Fußfehlbildungen spielen häufig eine Rolle. Das Sehnengewebe weist dann kleine lokale Entzündungen auf, teilweise auch mikrofeine Einrisse, die sich infolge eines Reparaturprozesses verknöchern.

Im Stehen fühlt man eine auffällig harte Fußsohle. Die Belastung der Ferse ist insbesondere bei den ersten Schritten sehr schmerzhaft. Diesen Schmerz nennt man daher auch „Anlaufschmerz“.

Abhilfe schaffen kann eine gute Fersenpolsterung im Schuh und eine speziell angefertigte Einlage, die den schmerzhaften Bezirk weich einbettet. Gleichzeitig sollte die Einlage den Rückfuß abstützen, falls Fußfehlstellungen eine Rolle spielen. Die medizinische Behandlung umfasst entzündungshemmende Medikamente und Einreibungen, Bestrahlungen mit Stoßwellen (Ultraschall), Laser oder Röntgenstrahlen. In ganz seltenen Fällen ist die operative Entfernung überlegenswert.

Nervenfehlfunktionen

Weitere schwerwiegende erworbene Fußfehlstellungen können durch andere Krankheiten, insbesondere des Nervensystems, verursacht werden. Eine Störung der Nervenaktivität oder sogar eine Nervenschädigung und Muskellähmung verhindern die normale Kontrolle über die Haltung des Fußes und die Bewegung beim Gehen.

Ballenhohlfuß

Der nicht seltene Ballenhohlfuß ist durch ein anormales Fußlängsgewölbe gekennzeichnet. Der Fuß bildet einen deutlichen Bogen mit einem Hohlraum unter der Fußsohle. Gleichzeitig ist an der Fußsohle eine vermehrte Schwielenbildung an der Ferse und unter dem Groß- sowie Kleinzehengrundgelenk erkennbar. Der Fuß sieht aus, als ob er auf drei Punkten stehen würde. Diese drei Punkte sind der Ferseninnenrand, die Groß- und die Kleinzehe. Dementsprechend treten auch an diesen überlasteten Fußsohlenstellen früher oder später deutliche Belastungsschmerzen auf.
Ursache des Ballenhohlfußes ist eine übermäßige Anspannung der Fußsohlensehne, die meist durch eine Nervenfehlsteuerung bedingt ist.

Kinderlähmung

Die Poliomyelitis (Kinderlähmung) verursacht Schädigungen der motorischen Nervenzellen im Rückenmark. Entsprechend sind hier die Muskeln des Bewegungs- und Halteapparats gelähmt. Diese Erkrankung entsteht meist in der Kindheit. Dann weisen die betroffenen Menschen eine erheblich schwächere Muskulatur an den Beinen auf und sehr oft auch eine Verkürzung des ganzen Beins und Fußes.

Fußheberlähmung

Wer kennt nicht das heftig kribbelnde Gefühl, das sich einstellen kann, wenn wir längere Zeit die Beine übereinandergeschlagen haben? Die Einklemmung eines Nervs am Wadenbein ist eine häufige Ursache dafür. Die Lähmung eines Bein- oder Fußmuskels wäre die stärkste Störung eines Nervs, der die entsprechende Muskulatur versorgt.
Zu Beginn der Fußheberlähmung entsteht die Fußheberschwäche, bei der der Vorfuß nicht mehr angehoben werden kann und der Betroffene zu stolpern beginnt. In den meisten Fällen bildet sich diese Beeinträchtigung innerhalb von drei Monaten völlig zurück. Nur gelegentlich bleibt eine voll-

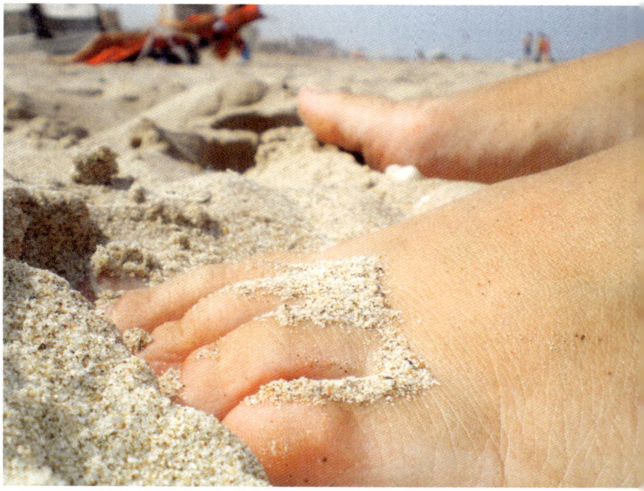

ständige Lähmung im Teilbereich der Fußhebermuskulatur bestehen. Manchmal folgt daraus eine leichte Gehbehinderung mit dem sogenannten Steppergang. Das bedeutet, dass der Vorfuß beim Gehen etwas hängt, weil er nicht aktiv von der Unterschenkelmuskulatur angehoben werden kann. Das Gangbild ähnelt dem eines Stepptänzers.

Eine solche Fußheberlähmung (Peroneusparese) ist eine schwerwiegende Erkrankung, die sich infolge eines schweren Bandscheibenvorfalls bilden kann. Eine extreme Verlagerung des Bandscheibengewebes in den Austrittskanal der Nervenwurzel des Ischiasnervs kann Teile dieses Nervs durch Druck beschädigen. Das ist der häufigste Grund für eine Fußmuskelschwäche.

Daneben kennt die Medizin noch eine weitere, nicht seltene Ursache für eine plötzliche Nervenschädigung mit Auswirkung auf die Füße. Hierbei handelt es sich um eine Druckschädigung des Peroneusnervs an seinem Verlauf hinter dem Wadenbeinköpfchen am Kniegelenk.

Fußverletzungen

Die Füße müssen uns ein Leben lang tragen. Dabei kann es zu Verletzungen kommen. Beim Rennen, Hüpfen, Springen und ähnlichen Tätigkeiten besteht eine hohe Belastung. Ist die Koordination der Muskulatur nicht in jedem Moment optimal oder ist der Untergrund glitschig bzw. uneben, können wir schnell eine Fußverletzung erleiden.

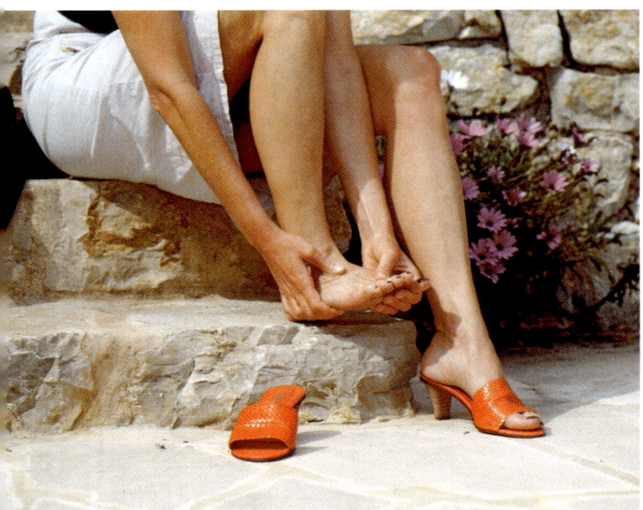

Meistens sind es harmlose Verletzungen, wie eine Prellung oder Verstauchung. Es wirkt also eine Kraft von außen oder innen auf den Fuß ein. Wie oft stößt man beispielsweise mit den Zehen gegen das Tischbein oder die Bettkante? Wie schnell ist der Fuß beim schnellen Gehen umgeknickt? Gelegentlich fällt auch ein Gegenstand darauf, oder es tritt uns jemand auf die Füße.

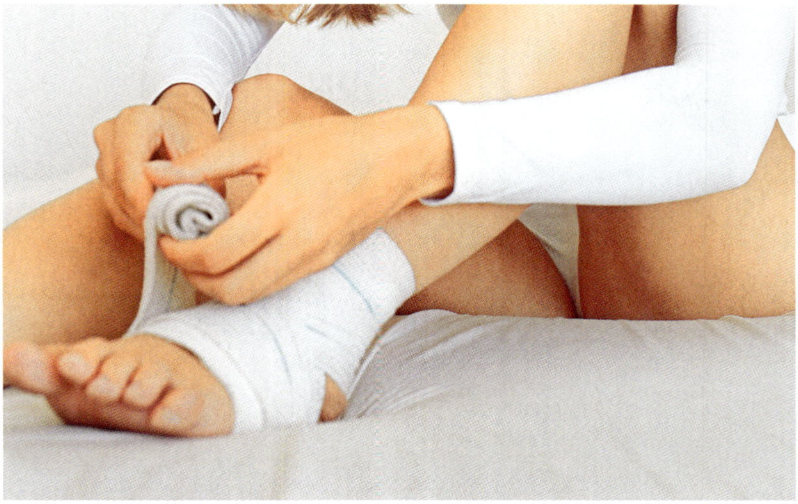

Fußverstauchungen

Eine sehr häufige Verletzung, wahrscheinlich die häufigste überhaupt, ist das Umknicken eines Fußes. Hervorgerufen wird sie durch eine Einwärtsdrehung des Fußes und ein Umknicken im Sprunggelenk, also zwischen Fuß und Unterschenkel, z. B. beim Stolpern über eine Bodenschwelle bzw. Bordsteinkante oder einfach nur durch das Ausrutschen auf glattem oder glitschigem Untergrund.

Symptome

Bemerkt wird zuerst ein plötzlicher, heftiger Schmerz im Bereich von Fuß und Sprunggelenk bzw. der Knöchelgabel. Das Auftreten mit dem Bein verursacht akut starke Schmerzen. Innerhalb kurzer Zeit kann das Sprunggelenk oder der ganze Fuß deutlich anschwellen. Dies ist meist Folge eines Blutergusses, der dann in den folgenden zwei Tagen mit blau grünlicher Verfärbung unter der Haut sichtbar wird.

Verletzungen des Bandapparats

Immer wieder fragen vor allem Sportler, ob denn nun ein Band gerissen, angerissen oder gedehnt sei. Denn schwere Verstauchungen können mit Verletzungen des Bandapparats einhergehen. Diese Frage lässt sich bei einer genauen ärztlichen Untersuchung innerhalb der ersten 24 Stunden mit ausreichender Genauigkeit klären. Hilfreich ist hier neben der sorgfältigen Abtastung mit den Händen (Palpation) eine Ultraschalluntersuchung des Weichteilgewebes und evtl. ein Röntgenbild des Sprunggelenks.

Fußverletzungen werden in einfache Verstauchungen, Zerrungen oder Prellungen unterschieden. Außerdem können ernsthafte Verletzungen des Gewebes auftreten mit Bänder- oder Knochenschäden.

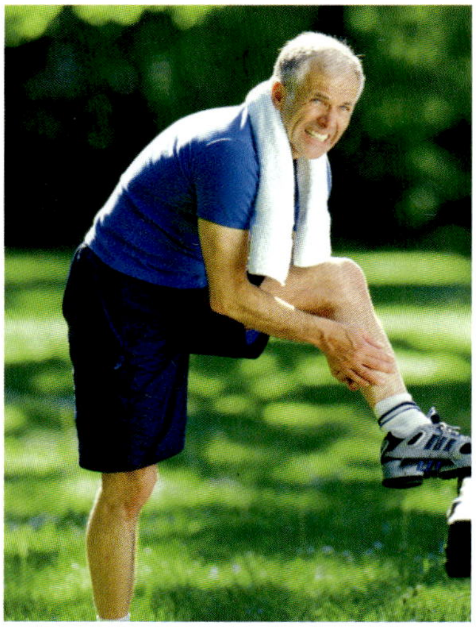

Eispacks, Kühlgel und eine feste Binde sind als Erste-Hilfe-Maßnahme bei jeder Verletzung ohne Hautschaden zu empfehlen.

Ursache der Bandverletzungen sind, anatomisch gesehen, Überdehnungen bis hin zu Einrissen des Weichteilgewebes. Hier kommt es neben einer Verletzung der Bänder auch zu Kapselzerreißungen und Verletzungen der Blutgefäße. Die Stabilität des Bandapparats am Sprunggelenk lässt sich daher im akuten Verletzungsfall recht gut feststellen: Ein kräftiger Bluterguss lässt den Verdacht aufkommen, dass Gewebe zerrissen ist. Zusätzlich ist ein Aufklappen des Gelenkspalts durch übermäßige Beweglichkeit der Knochen fühlbar. Die normalerweise feste Bänder- und Kapselstruktur unter der Haut ist schlaff oder dehnbar weich geworden.

Behandlung

Ein verstauchter Fuß muss auf jeden Fall sofort ruhig gestellt werden. Hierfür können Sie einen Tapeverband oder spezielle Orthesen (orthopädietechnischen Schienen) verwenden. Eine elastische Bandage allein genügt hingegen nicht, wenn das Gelenk frisch verletzt ist.

Zusätzlich sind abschwellende Maßnahmen wichtig. Sinnvoll ist es z. B., den Fuß mit Eis zu kühlen, hoch zu lagern und entzündungshemmende Medikamente einzunehmen. Die Schwellung oder der Bluterguss verhindern sonst die lokale Durchblutung und den Regenerations- und Heilprozess des verletzten Gewebes.

In den ersten Tagen ist, je nach Verletzungsausmaß, auch eine Entlastung des Fußes durch Gehstützen hilfreich.

Eine Operation ist nach einer Verletzung der Bänder nur selten erforderlich. Im Vordergrund der heutigen Unfallchirurgie steht die frühfunktionelle Behandlung. Diese erfordert jedoch eine fachgerechte Diagnosestellung und die präzise Einhaltung der einzelnen Therapieschritte.

Sollte nach wiederholten Verletzungen des Sprunggelenks im Laufe der Jahre eine chronische Instabilität aufgetreten sein, kann ein operativer Bandersatz trotzdem erforderlich werden. Eine solche Operation ist dann durchaus möglich und ergibt in aller Regel recht zufriedenstellende Ergebnisse. Hierbei wird mithilfe von Unterschenkelsehnen ein neuer Bandapparat rekonstruiert, die sogenannte Bandplastik.

Knochenbrüche

Knochenbrüche und Knochenverletzungen können in jeder Form auftreten. Eine äußere Gewalteinwirkung lässt den Knochen brechen, bersten oder splittern.

Sprunggelenk, Wadenbein, Schienbein
Häufig treten Knöchelfrakturen oder Sprunggelenkbrüche gleichzeitig mit einem Bruch des Wadenbeins auf. Da letzteres ein sehr schmaler Knochen am Unterschenkel ist, kann es leicht verletzt werden. Das Schienbein bricht erst bei sehr großer Krafteinwirkung; diese Verletzung muss gewöhnlich operiert werden. Ist ausschließlich das wesentlich dünnere Wadenbein gebrochen, genügt meist die Fixierung durch einen Gipsverband.

Fußwurzelbereich
Knochenbrüche im Fußwurzelbereich sind seltener. Am häufigsten treten hier Fersenbrüche auf, z. B. beim Springen auf harten Böden, etwa beim Fallschirmspringen.

Mittelfußbereich
Im Mittelfußbereich können die länglichen, dünnen Knochen bre-

Knochenverletzungen sollten sofort ruhig gestellt, Blutungen durch Verbände abgedrückt und gestillt werden. Begeben Sie sich dann unmittelbar in ärztliche Behandlung.

Brüche bei Osteoporose

Bei alten Menschen mit bereits eingetretenem Knochenmangel, etwa bei Osteoporose, können die Fußknochen zusammenbrechen. Osteoporose, auch „Knochenschwund" genannt, ist gekennzeichnet durch eine Verminderung der Knochenmasse und eine Verschlechterung der Gewebestruktur in den Knochen. Im Laufe der Zeit kommt es unbemerkt zu einem Abbau von Knochensubstanz, wodurch der Knochen instabil wird und die Gefahr von Brüchen steigt.

Osteoporose ist nicht eine alleinige Knochenkrankheit, sondern vielmehr eine Systemerkrankung, das bedeutet, der Körper stellt über den Stoffwechsel nicht mehr genügend notwendige Nährstoffe für die Knochen zur Verfügung. Ist die Diagnose „Osteoporose" gestellt, besteht kein Grund zur Verzweiflung. Diese Erkrankung lässt sich, besonders im Frühstadium, sehr gut behandeln.

Die Kombination aus einer effektiven medikamentösen Behandlung und gesunden Verhaltensweisen (Ernährung und Bewegung) hilft, die gefürchteten Knochenbrüche und chronische Schmerzen zu vermeiden bzw. zu reduzieren.

Eine gut trainierte Bein- und Fußmuskulatur sowie sportartgerechte Schuhe helfen wesentlich dabei, Sportverletzungen zu vermeiden.

chen, wenn von oben oder seitlich eine Kraft einwirkt. Aber auch ohne äußere Einwirkungen ist hier ein Bruch bei Überbeanspruchung möglich. Unter extremer Belastung können Fußknochen innerlich brechen, es entsteht eine sogenannte Marschfraktur oder ein Überlastungsbruch. Typisch ist dies bei Wehrpflichtigen, die ungeübt in festen Stiefeln lange marschieren müssen – daher der Name. Aber auch Langstreckenläufer weisen gelegentlich solche Spontanbrüche auf. Ursache ist die Ermüdung des Knochens oder auch der Muskulatur, die dem Fuß die Gewölbespannung erhalten soll.

Sporttraumata

Eine Verletzung, die häufig vorkommt, ist das Umknicken des Sprunggelenks einhergehend mit einer möglichen Bänderverletzung oder einem Bänderriss. Diese Verletzung tritt besonders häufig bei den Ballsportarten Fußball, Handball oder Volleyball, aber auch beim Tennisspielen oder Joggen auf. Sie führt dazu, dass der Fuß in der Knöchelgabel nicht mehr gerade gehalten werden kann. Mögliche Folgen sind

- die Instabilität des Sprunggelenks,
- ein unsicheres Gangbild mit wiederholtem Umknicken des Fußes,
- eine langfristige Verformung der Gelenkknochen und/oder
- die Entwicklung einer Arthrose (siehe Seite 51) in den Fußgelenken.

Durch das Stehen- bzw. Hängenbleiben des Fußes und ein gleichzeitiges Weiterbewegen des Körpers kann es zu schweren Ver-

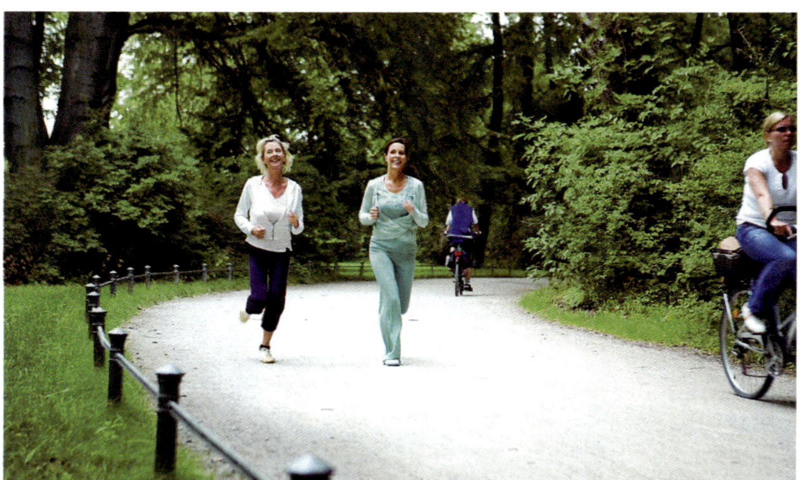

stauchungen und Zerrungen im Bereich des Fußes kommen. Besondere Gefahrenquellen sind Bordsteinkanten, Baumwurzeln auf Waldwegen oder Paletten auf Baustellen.
Diese Verletzungen lassen sich durch ärztliche Behandlung in der Regel gut heilen, aber es kommt auch immer wieder zu bleibenden Fehlstellungen und Schäden, die dann im späteren Leben zu Beschwerden führen. Die Veränderung der Fußstellung kann zu einer ungünstigen Belastung führen und damit auch Verschleißerscheinungen der Gelenke Vorschub leisten.

Zerquetschungen

Zerquetschungen im Bereich der Beine oder Füße sind besonders schwerwiegende Verletzungen, weil hier nicht nur der Knochen bricht, sondern die Weichteile, wie Muskeln, Sehnen, Blut- und Lymphgefäße, schwer geschädigt werden können.

Oftmals ist auch durch komplizierte Operationen keine vollständige Wiederherstellung des verletzten Gewebes möglich. Dabei ist es besonders wichtig, alle Anteile des Gewebes wieder in richtiger Stellung und Form miteinander zu verbinden. Bleiben Defekte an Knochen, Muskeln, Bändern oder Sehnen bestehen, resultiert auch hieraus eine mehr oder weniger schwere Gehbehinderung.

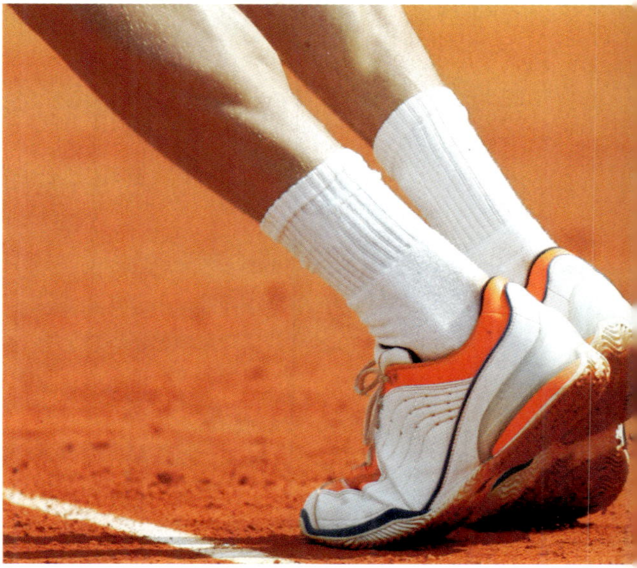

Verbrennungen

Verbrennungen zerstören das Gewebe des Körpers auf schlimmste Weise. Je nach Schweregrad betrifft dies nur die Haut oder auch tiefere Strukturen bis hin zur Muskulatur. Die Hitzeschädigung ist nicht zu heilen, da das Gewebe zerstört wird und die Zellen absterben.

Verbrennungen ersten Grades
Eine Verbrennung ersten Grades zeigt eine deutliche Hautrötung. Diese kann schmerzhaft sein, oft ist sie aber auch nur unangenehm, da die betroffene Stelle stark juckt.
Hilfreich ist in diesem Fall die Behandlung mit lokaler Brandsalbe oder auch mit Gel.

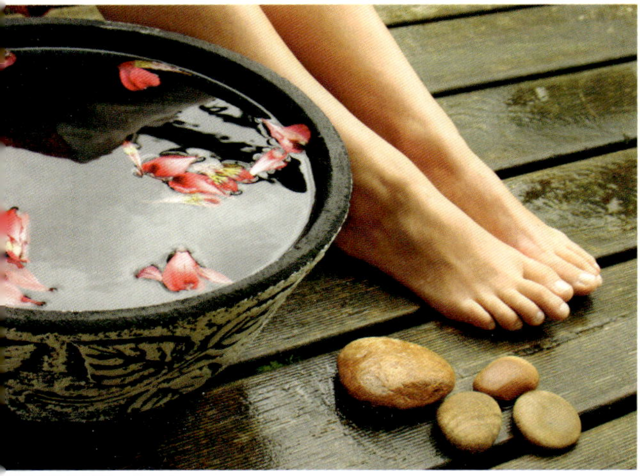

Verbrennungen zweiten und dritten Grades

Verbrennungen zweiten oder dritten Grades sind an der schnellen Blasenbildung und an starken Schmerzen erkennbar. Weil die Haut und Unterhaut durch Hitze geschädigt sind, entsteht hier immer eine große Wundfläche, die zunächst durch eine flüssigkeitsgefüllte Blase abgedeckt sein kann. Die Blase ist ein Schutz für die darunterliegende Haut und sollte nicht selbst entfernt werden. In diesem Fall ist eine ärztliche Behandlung zu empfehlen.

In schwerwiegenden Fällen müssen Muskel- und Sehnenersatzoperationen vorgenommen werden. Die Haut kann durch Transplantation von anderen Körperregionen ersetzt werden.

Sofortmaßnahmen

Bei allen Verbrennungen ist die sicherste Sofortmaßnahme das Eintauchen in kaltes Wasser. Kältepackungen oder Eis sollten im Zweifelsfall nicht angewandt werden, weil sie das Gewebe schnell unterkühlen können und damit die Blutzirkulation behindern.

Fußschädigendes Schuhwerk

Fehlstellungen werden häufig dadurch bedingt, dass wir unsere Füße in ungeeignete Schuhe einengen. Dem Diktat der Mode unterworfen, müssen sie sich oftmals sehr bedrängen lassen.

Hohe Absätze erhöhen den Druck auf den Vorfuß, was die Ausbildung eines Spreizfußes begünstigt.

Hohe Absätze

In der flachen, natürlichen Fußstellung verteilt sich das Körpergewicht zu etwa 90 Prozent auf das kräftige Fersenbein und zu zehn Prozent auf Ballen und Zehen. Hohe Absätze führen zu einer vermehrten Belastung des Vorfußes. Er trägt nahezu allein das Körpergewicht. Die Erhöhung der Ferse (mehr als vier Zentimeter) und die damit einhergehende Verlagerung der Belastung nach vorn auf den Fußballen kann folgende gesundheitliche Beeinträchtigungen auslösen:

- Der größere Druck auf den Vorfuß begünstigt die Ausbildung eines Spreizfußes (siehe Seite 48). Das Quergewölbe sackt zusammen und die Zehengrundgelenke weichen auseinander.
- Hohe Absätze machen jeden Schuh zu einer Rutschbahn. Die Zehen werden in die enge Spitze hineingequetscht und unnatürlich noch oben gebogen. Diese Zwangshaltung führt zu Gelenkarthrosen in den Zehengelenken, zur Ausbildung von Hühneraugen und Schädigung des Nagelbetts.
- Die Fuß- und Unterschenkelmuskeln verlieren ihre normale Muskelaktivität. Insbesondere neigen die Wadenmuskeln zur Verkürzung und Abschwächung. Gleichzeitig verlieren die Unterschenkelmuskeln ihre Funktion als Muskelpumpe. Normalerweise unterstützt nämlich die Aktivität der Wadenmuskulatur den Blutrückfluss zum Herzen. Wenn man regelmäßig hohe Absätze trägt, fällt allerdings der Muskeldruck auf das venöse Adersystem aus, es kommt zu Stauungen – der Anfang von Krampfadern.
- Das normale Abrollverhalten der Füße ist erheblich gestört. Die Fersenerhöhung führt zu einer Verringerung der Standfläche und erhöht die Gefahr des Umknickens. Ein gestreckter Fuß wird durch das obere Sprunggelenk und die beteiligten Bänder nur noch unzureichend gesichert. Die Funktion der „Backenbremse“ ist außer Kraft gesetzt (siehe Seite 21 f.).
- Die veränderte Fußstellung wirkt sich negativ auf die Knie- und Beckenstellung aus. Das Gehen in Schuhen mit hohen Absätzen provoziert ein Hohlkreuz. Die Erhöhung der Ferse verlagert das Körpergewicht nach vorn in Richtung Vorfuß. Der Oberkörper weicht im Beckenbereich nach hinten aus, indem er sich mehr oder weniger rückwärts neigt, um das Gleichgewicht nicht zu verlieren. Diese Belastungshaltung kann auf Dauer Schmerzen im Hüftgelenk und Rücken auslösen.

Spitze Schuhe

Wenn der Schuh im Zehenbereich eng ist und spitz zuläuft, ist eine massive Fehlbildung des Vorfußes und der Zehen vorprogrammiert. Insbesondere sehr

Spitze Schuhe beeinflussen die Stellung der Zehen nachhaltig und verursachen dadurch folgenschwere Fußfehlstellungen.

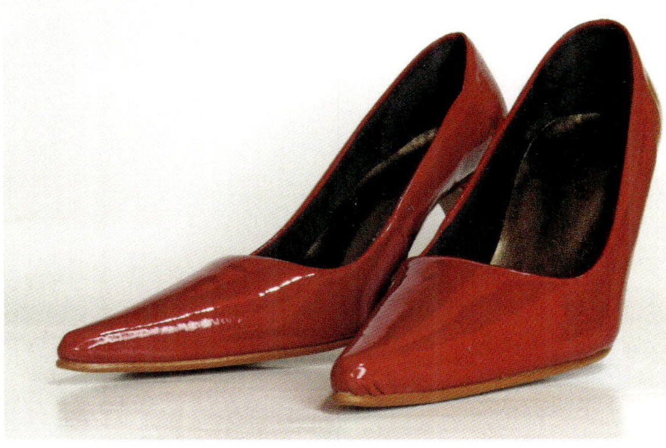

Es ist ja wirklich bequem, in hinten offene Schuhe einfach hineinschlüpfen zu können. Diese Bequemlichkeit ist aber trügerisch, da sich die Fußmuskeln beim Gehen in solchen Schuhen verkrampfen.

spitz zulaufende Schuhe können die Stellung der Zehen nachhaltig beeinflussen und vor allem die Großzehe im Grundgelenk in ihrer normalen Stellung verändern. Es entsteht der Hallux valgus (siehe Seite 48 f.). Außer dem Schuhwerk können auch enge, elastische Nylonstrümpfe diese Fehlstellung verursachen.

Ein Beweis für die Behauptung, dass die Fußbekleidung für die Entwicklung des Hallux valgus verantwortlich sei, wird darin gesehen, dass in Japan wegen des Tragens der traditionellen Holzsandalen (Geta) mit dem Riemchen zwischen erster und zweiter Zehe diese Fehlbildung so gut wie unbekannt war. Da seit einigen Jahrzehnten die westliche Schuhmode zunehmend beliebter wird, sind nun auch immer mehr japanische Damen vom Übel des Hallux valgus betroffen.

Hinten offene Schuhe

Beim Gehen in offenen Schuhen sind die Zehen gefordert, den Schuh dauerhaft festzuhalten. Dafür müssen sie durch die Fußmuskeln gekrallt werden, was zu muskulären Verspannungen führen kann. Diese Verspannungen breiten sich schließlich nach oben in die Bein-, Becken- und Rückenmuskulatur aus.

Die Fußmuskulatur befindet sich in einer dauerhaften Beugestellung, die zu einer Muskelverkürzung führt. Hieraus können sich in der Folge Fußfehlstellungen, wie z. B. der Hohlfuß, entwickeln.

Stehen als Belastung

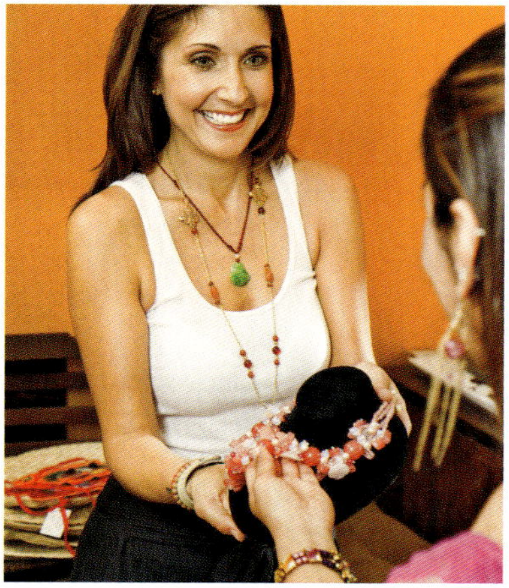

Noch vor hundert Jahren mussten Straßenbahnführer ihre Arbeit im Stehen erledigen – man glaubte, dass ein sitzender Fahrer einschlafen und Unfälle verursachen könnte. Zwar hat das Fahrpersonal mittlerweile Platz genommen und damit neue Probleme bekommen, aber immer noch müssen sehr viele Beschäftigte ihren Arbeitstag „durchstehen". Auch heute sehen die meisten Chefs „ihr" Verkaufpersonal lieber auf den Beinen als sitzend.

Nach wie vor ist die Meinung weit verbreitet: Das Personal hat zur Verfügung zu stehen, nicht zur Verfügung zu sitzen. Diese Missachtung der physiologischen Anlagen des Menschen bleibt nicht folgenlos: Mehr als die Hälfte aller Verkäufer klagt über gesundheitliche Beschwerden, jeder zweite nimmt häufig Medikamente gegen Schmerzen und Kreislaufbeschwerden ein.

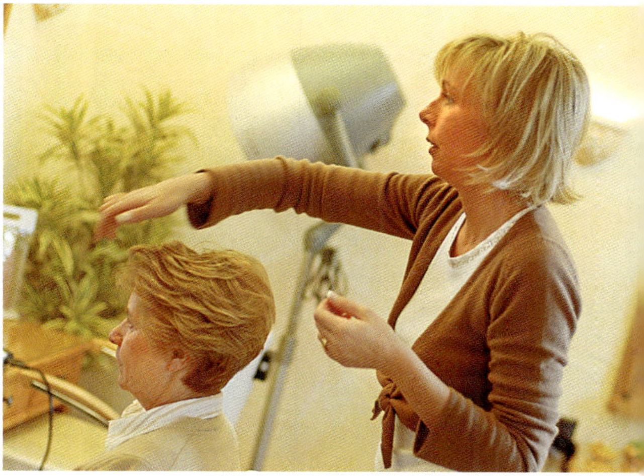

Berufsbedingte Belastungen

Am weitesten verbreitet ist berufsbedingtes Stehen im Friseurhandwerk, in Warenhäusern, Tankstellen und Metzgereien, aber auch in Heil- und Pflegeberufen, Kantinen, Großküchen und Restaurants sowie im Produktionsbereich. Gesund ist stundenlanges Stehen nicht. Die Statistik belegt diese Behauptung: Überdurchschnittlich viele Personen, die arbeitsunfähig sind, haben zuvor Stehberufe ausgeübt. Denn langes Stehen ist nicht nur unbequem, es belastet auch die Muskeln, Gelenke, Bänder, Sehnen und Venen. Die Folgen sind Fußprobleme, Rückenschmerzen, Kreislauferkrankungen und Krampfadern.

Grundsätzlich sind weder der aufrechte Gang noch der Stand ein Problem für den Menschen. Schließlich sind wir durchaus in der Lage, stundenlang spazieren zu gehen oder einen Dauerlauf zu absolvieren. Zum Problem wird die senkrechte Haltung erst dann, wenn sie dauerhaft eingenommen und damit zur Zwangshaltung wird. Die Evolution hat unseren Organismus für Bewegung konzipiert, für den Wechsel zwischen Sitzen, Stehen, Gehen, Laufen und Liegen. Wenn wir dauernd sitzen, dauernd stehen oder dauernd liegen, belasten wir unseren Körper einseitig und im Wortsinne unnatürlich.

Damit ähneln die Folgen des Dauerstehens denen des Dauersitzens. Diese Zwangshaltungen und Bewegungsmangel führen zur Abschwächung wichtiger Skelettmuskeln und zur Einschränkung von Durchblutung, Verdauung und Atmung. Auf Dauer können ernsthafte Gesundheitsstörungen die Folge sein.

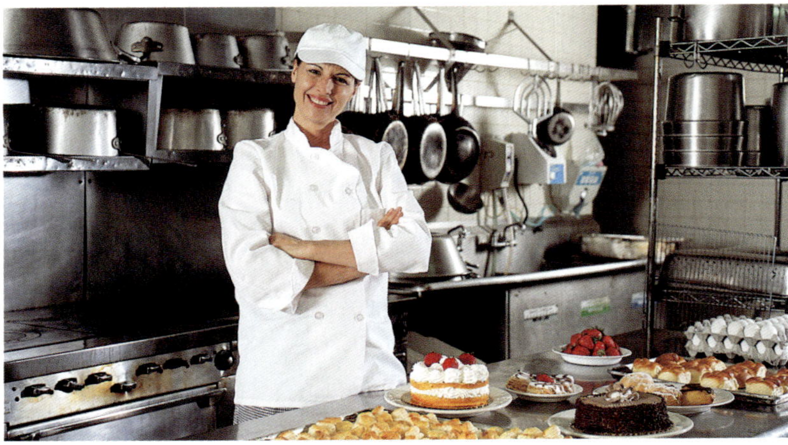

Insofern beantwortet sich auch die Frage nach Lösungsmöglichkeiten für Stehberufe: Es kann nicht darum gehen, aus den Dauerstehern Dauersitzer zu machen. Gesucht sind vielmehr Konzepte, die Arbeit „beweglicher" gestalten und damit die Beschäftigten aus allen Zwangshaltungen befreien – sei es das Dauerstehen oder Dauersitzen.

Es kommt vor allem bei Personen, die vorzugsweise im Stehen arbeiten, zur vorzeitigen Ermüdung der Bein- und Fußmuskulatur. Daraus folgt das Zusammensacken der Fußgewölbe.

Gefährdung der Fußgesundheit

So viel ist klar: Langes Stehen gefährdet die Fußgesundheit. Gründe dafür gibt es verschiedene.

Zusammensacken der Fußgewölbe

Damit seine wohldurchdachte Gewölbekonstruktion erhalten bleibt, braucht der Fuß vor allem Bewegung. Bleibt diese aus, wie beim statischen Dauerstehen, geht es den Muskeln, Sehnen und Bändern ähnlich wie denen der Wirbelsäule: Die Muskeln erschlaffen, die Sehnen und Bänder leiern aus, die Fußgewölbe sacken zusammen, die Gelenke werden überdehnt. Dann leben wir zwar auf großen Füßen – ein durchgetretener Plattfuß wird bis zu zwei Zentimeter länger –, aber leider auch auf schmerzhaften Füßen. Jeder Schritt und jeder Stand werden zur Qual. Knie, Hüfte und Wirbelsäule werden durch die verloren gegangene Federung der Füße ebenfalls in Mitleidenschaft gezogen.

Gestörte Durchblutung der Beine

Die Blutflüssigkeit des aufrecht stehenden Menschen muss über einen Höhenunterschied von mehr als 1,5 Metern gleichmäßig an alle Körperteile gelangen, ohne dass eine größere Blutmenge in den Beinen „versackt". Es gibt vier natürliche Mechanismen, die dieses Kunststück ermöglichen: die Muskelpumpe, die Eigenaktivität der Gefäße, die Venenklappen sowie die Herztätigkeit.

Muskelpumpe: Die Bewegung der sich zusammenziehenden und entspannenden Muskeln, vor allem der Beine und des Bauchraums, wirken wie eine Pumpmassage auf die benachbarten Venen und Lymphgänge. Sie helfen so, venöses Blut und Gewebeflüssigkeit „nach oben" in Richtung Herz zu drücken.

Eigenaktivität der Gefäße: Es ist nicht allein die Pumpwirkung des Herzens, die Blut durch die Adern presst, vielmehr sind Gefäße selbst am Blutfluss beteiligt. Die Gefäßwände enthalten Muskelfasern, die sich zusammenziehen können und dadurch den Bluttransport unterstützen. Durch die Verengung der Gefäße in den Beinen wird verhindert, dass in der aufrechten Haltung zu große Blutmengen in diesen Gefäßen „verschwinden". Da beim dauerhaften Stehen die Entlastung durch die Muskelpumpe fehlt, müssen die Gefäße andauernd einem erhöhten Blutdruck die notwendige Gefäßwandspannung entgegenhalten. Vor allem die Venen werden durch den erhöhten Druck auf Dauer überlastet. Die Muskelfasern in der Veneninnenwand werden überdehnt, sie schwinden und werden durch Bindegewebe ersetzt. Es kommt zu einer nicht wieder rückgängig zu machenden Erweiterung der Vene: Es bildet sich eine Krampfader (Varikose).

Venenklappen: Eine Besonderheit der Venen sind die sogenannten Venenklappen. Darunter versteht man Teile der Blutgefäßinnenwand, die den Blutdurchfluss regulieren können. Sie wirken ähnlich wie Rückschlagventile: Das in Richtung Herz fließende Blut drückt die Venenklappe an die Gefäßwand. Das Blut kann vorwärts fließen. Zurückfließendes Blut in aufrechter Haltung schließt die Klappen. So kann das Blut nur in Richtung Herz fließen. In den durch langes Stehen geweiteten Venen sinkt die Wirksamkeit der Venenklappen, da diese nicht mehr den gesamten Querschnitt der Venen erschließen können. Blut kann nun in die Venen zurück-

Langes Stehen führt zu Durchblutungsstörungen in den Beinen.

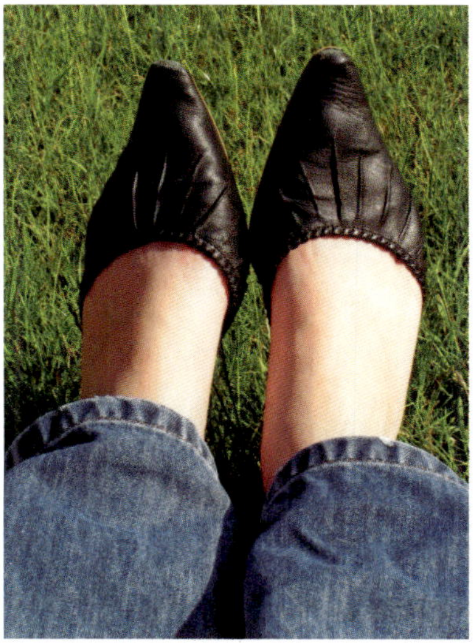

sacken, wodurch gleichzeitig die Wirkung der Muskelpumpe nachlässt. Das langsamer fließende Blut erzeugt weiteren Druck. Stellenweise kommt es zu schmerzhaften Stauungen.

Herztätigkeit: Vor allem die Herztätigkeit hält den Kreislauf in Gang. Ohne die genannten zusätzlichen Hilfen wäre das Herz jedoch überfordert. Die aufrechte Haltung erfordert zusätzliche Herzleistung: Die Pulsfrequenz erhöht sich.

Die Wirksamkeit dieser Mechanismen ist an eine Bedingung geknüpft, und die heißt „Bewegung". Bei lang anhaltenden Stehbelastungen nimmt ihre Leistung erheblich ab. Im Stehen bewegen sich die Beinmuskeln kaum. Die Muskelpumpe fällt also aus. Dadurch ist der Blutdruck in den Beinvenen doppelt so hoch wie im Gehen.

Das Gefäßsystem ist dringend auf Bewegung und wechselnde Haltung angewiesen, um einwandfrei zu funktionieren. Schäden an Gefäßen, hier vor allem Krampfadern, sind kaum rückgängig zu machen. Somit kann im Grunde nur vorbeugend gehandelt werden, und das bedeutet: Jede lang andauernde Stehbelastung sollte abgebaut werden. Der aufrechte Gang ist eine natürliche Haltung, langes Stehen hingegen nicht!

Krankhafte Veränderungen der Haut an den Füßen

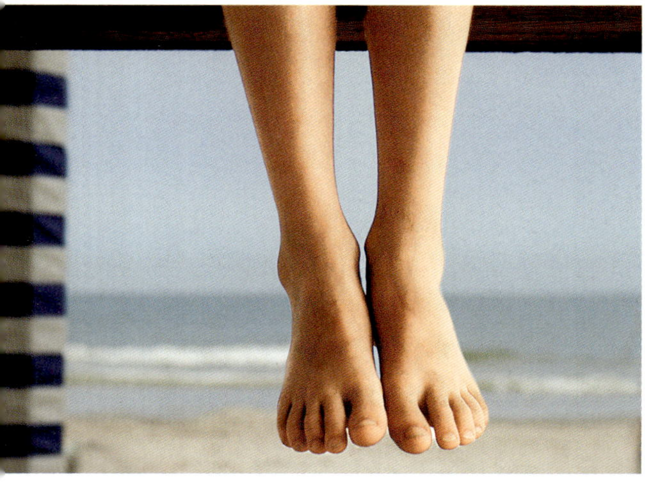

Die Haut des Menschen ist sein größtes Organ und spielt an den Füßen eine herausragende Rolle. Die Fußhaut stellt die Verbindung zwischen unserem Körper und dem Untergrund dar. Beim Stehen, Gehen oder Laufen ist sie hohen mechanischen Belastungen ausgesetzt. Wir können unsere Füße nur so gut einsetzen, wie die Haut die Muskeln, Knochen und Bänder schützt. Verletzungen an der Haut beeinträchtigen die Benutzung unserer Füße. Jeder von uns kennt die schmerzhaften

Druckstellen beim Wandern, Inlineskaten oder Skifahren.
Aber nicht nur Druckstellen können den Gebrauch der Füße zur Plage werden lassen, sondern auch vielfältige krankhafte Veränderungen. In diesem Kapitel bekommen Sie eine Übersicht über die häufigsten Erkrankungen der Fußhaut.

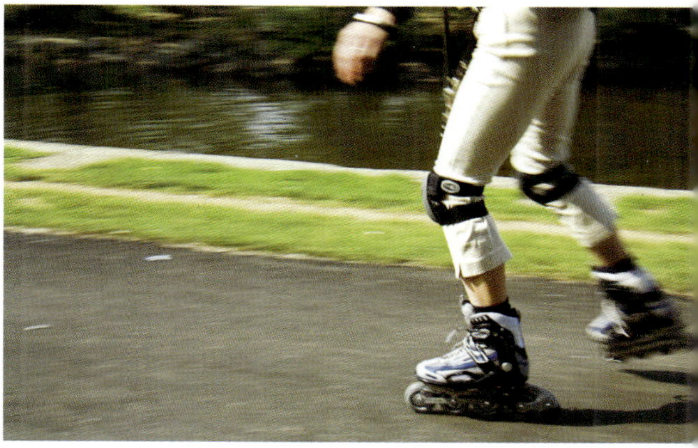

Verhornungen und Hauteinrisse

Auf einseitige mechanische Belastung reagiert die Haut mit der Bildung kleiner, einzeln stehender oder auch großflächiger Verhornungen. Die Vermehrung der Hornbildung der Oberhaut heißt auch „Hyperkeratosen" (griechisch hyper = übermäßig, keratos = Horn).

Großflächige Verhornungen nennt man „Schwiele". Sie sind üblicherweise großflächig, können hart, aber auch weich aufgequollen und flach ausgeformt auftreten. Farblich erscheint die Schwiele eher glasig, weißgelb bis gelegentlich bräunlich. Es besteht die Gefahr der Entzündung.

Ursachen
Die Ursachen von Hornhäuten und Schwielen sind vielfältig. Sie reichen von mechanischen Reizen, z. B. durch falsches Schuhwerk, den chemischen Reizen der Lösungsmittel in Schuhen bis hin zu hormonellen Störungen bei Stoffwechselerkrankungen (Diabetes mellitus, Schilddrüsenunterfunktion).

Folgeerscheinungen
Folgeerscheinungen von Hornhäuten oder Schwielen sind häufig sehr schmerzhafte Einrisse bis in die zweite Hautschicht, die Lederhaut (Rhagaden), hinunter.
Meist entstehen die Hauteinrisse im Fersenbereich, wo sie wegen der besonders hohen Belastungen äußerst unangenehm und schmerzhaft auffallen.

Schwielen vermeiden
Schwielen vermeiden Sie am effektivsten, indem Sie Ihre Füße möglichst nicht einseitig belasten. Falls sich an Ihren Füßen dennoch solche Verhornungen gebildet haben, können Sie diese mit einer Raspel (Sanitätshaus), einem Bimsstein oder einer Feile relativ einfach beseitigen. Benut-

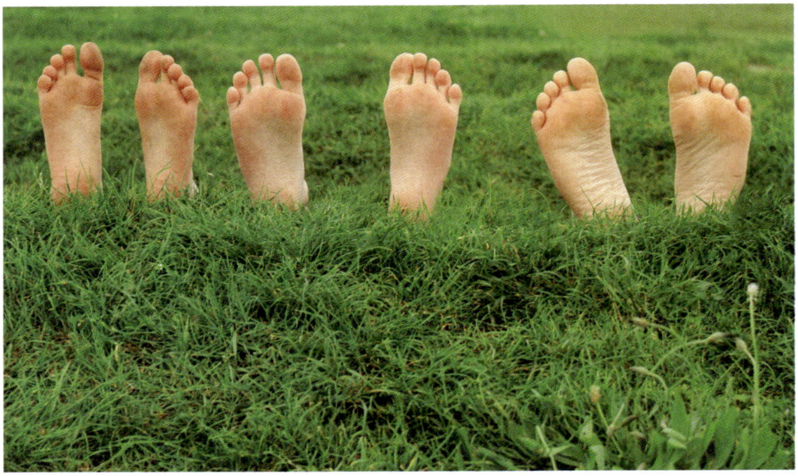

zen Sie keinen Hobel, da diese Werkzeuge leicht zu Hautverletzungen führen können.

Hühneraugen

Hühneraugen entwickeln sich dort, wo in begrenzter Umgebung hoher Druck auf die Haut wirkt.

Hühneraugen werden im Volksmund auch als „Leichdorn", „Likdorn" oder „Jammerknötchen" bezeichnet. Mediziner nennen Hühneraugen „Clavus" (lateinisch clavus = Stachel). Sie entstehen am häufigsten durch lang andauernden Druck auf knochennahe Haut, wodurch es zu einer kreisrunden, meist schmerzhaften Hornschichtverdickung kommt.
Im Zentrum des Hühnerauges findet sich häufig ein in die Tiefe reichender Dorn. Neben Druck und Reibung begünstigen ebenso trockene Haut, chemische Reize durch Säuren und Laugen oder selten Formveränderungen der Zehennägel die Entwicklung von Hühneraugen. Tritt diese Hautveränderung bei Ihnen auf, sollten Sie sich vorsichtshalber von einem Arzt oder medizinischen Fußpfleger behandeln lassen.

Warzen

Warzen (Verrucae) kommen bei sieben bis zehn Prozent der Bevölkerung vor. 30 Prozent der zehn- bis 14-Jährigen und 65 Prozent der 15- bis 20-Jährigen leiden darunter. Dass besonders viele Jugendliche davon betroffen sind, wird durch die hormonelle Umstellung in der Pubertät erklärt.
Warzen sind gutartige Wucherungen der Haut und der Schleimhaut. Sie werden durch Viren ausgelöst. Somit sind sie ansteckend, aber harmlos. Sie heilen nach unterschiedlich langer Zeit, gelegentlich nach Jahren spontan und

ohne Therapie ab. Warzen können vereinzelt oder zahlreich, großflächig, hartnäckig und manchmal leider auch schmerzhaft auftreten.

Übertragung

Warzen können von Mensch zu Mensch übertragen werden. Ein feuchtwarmes Milieu sichert das Überleben der Krankheitserreger, weshalb Sportstätten oder Schwimmbäder in vielen Fällen Infektionsquellen darstellen. An den Fußsohlen treten Sohlenwarzen auf. Sie sind besonders an Stellen mit erhöhter Belastung vorzufinden, dadurch häufig enorm schmerzhaft und werden deshalb oft als „Dornwarzen" bezeichnet. Durch Belastung werden sie wie Nägel in die Fußsohle gedrückt und von der umgebenden Haut auf breiter Fläche zugedeckt. Daher wird die Warze am Fuß meist erst sichtbar, wenn die Schwiele entfernt wurde.

Vorbeugung und Behandlung

Da es sich bei Warzen um eine hochinfektiöse Hauterkrankung handelt, gilt gerade hier der Grundsatz: Vorbeugen ist besser als heilen! Besonders wichtig ist der effektive Schutz der Füße durch Badeschuhe beim Benutzen öffentlicher Einrichtungen, wie Schwimmbäder.

Da ein großer Teil der Warzen innerhalb von zwei Jahren von selbst verschwindet, muss nicht jede behandelt werden. Trotzdem sollte jedem Warzenträger bewusst sein, dass Mitmenschen angesteckt werden können. Gemeinschaftseinrichtungen, wie Saunen oder Schwimmbäder, dürfen keinesfalls barfuß genutzt werden. Zum Arzt gehen sollten Sie dann, wenn Warzen schmerzhaft sind oder sich sehr stark ausbreiten.

Pilzerkrankungen

Pilzerkrankungen (Mykosen) sind durch Pilze verursachte Infektionskrankheiten, d. h. der Pilz muss am menschlichen Organismus haften bleiben, in ihn eindringen und günstige Bedingungen zur Vermehrung vorfinden. An den Füßen finden Pilze oft gute Überlebenschancen. Das Tragen von Schuhen fördert ein feuchtes Fußklima, und falsches Schuhwerk verursacht nicht selten Hautverletzungen. Der Fußpilz ist in

Mehr als 12 Millionen Menschen in Deutschland sind von Fußpilz befallen.

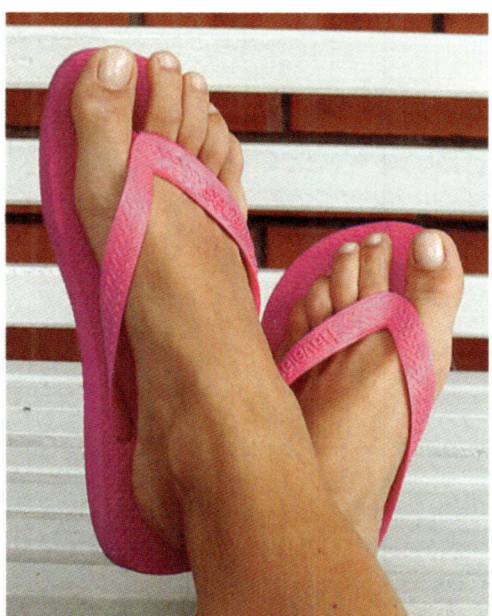

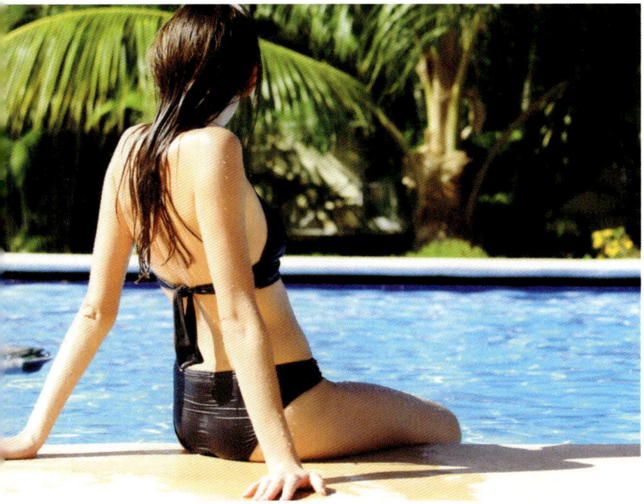

unserer zivilisierten Welt eine weit verbreitete Hauterkrankung.

Ansteckung

Fußpilz kann jeden treffen, denn die Ansteckung erfolgt überall dort, wo Sie und andere barfuß laufen, z.B. in Schwimmbädern, Saunen und Hotels. Die Verbreitung der Pilze und die Übertragung der Infektion erfolgen über Sporen. Diese Pilzsporen können entweder von Mensch zu Mensch oder über sporenverseuchte Böden, Strümpfe oder Schuhe weitergegeben werden.

Doch nicht jeder Kontakt führt zwangsläufig zur Infektion. Der Pilz hat nur dann eine Chance, die Haut oder den Nagel zu infizieren, wenn eine Schwachstelle besteht. Auf einer gesunden Hautoberfläche findet der Pilz keinen Angriffspunkt. Ein gesunder Mensch mit einem starken Immunsystem und gepflegter Haut besitzt ausreichenden Schutz gegenüber Pilzerregern.

Der Fußpilz entwickelt sich meist in den Zehenzwischenräumen, weil er dort optimale Lebensbedingungen vorfindet. Der Körper bildet an diesen Stellen kleine, feuchte Höhlen mit eigenem Mikroklima, in dem sich der Fußschweiß sammelt. In diesem feuchten Klima setzen sich Pilze fest und dringen in die aufgeweichte Haut ein. Hat der Pilz erst einmal Fuß gefasst, infiziert er immer mehr Hautpartien.

Ein Nagelpilz ist Folge der mechanischen Schädigung des Nagels oder einer Schädigung der Nagelfalze, also der seitlichen Nagelpartien. Wird die Nagelplatte vom Nagelbett mechanisch angehoben, hat der Pilz eine Eintrittspforte und damit ein leichtes Spiel.

Risikogruppen

Es gibt Personen, die für Fuß- und Nagelpilz besonders empfänglich sind. Dazu zählen folgende Risikogruppen.

Diabetiker: Die Füße von Diabetikern mit schlechter Einstellung des Blutzuckerspiegels werden nicht genügend durchblutet und ausreichend mit Sauerstoff versorgt. Das geschwächte Immunsystem bietet kaum noch Schutz gegen den Pilz. Außerdem bevorzugen Pilze den erhöhten Blutzuckerspiegel.

Menschen mit Durchblutungsstörungen: Da die Füße meist feuchtkalt sind, entsteht schneller das Treibhausklima, das Pilze so lieben. Auch hier ist die Sauerstoffversorgung nicht optimal.
Ältere Menschen: Im Alter wachsen die Nägel immer langsamer, sie werden spröder und dicker und heben sich leichter vom Nagelbett ab. Hat sich ein Nagelpilz festgesetzt, zerstört der Pilz die Nagelplatte schneller, als der Nagel nachwachsen kann.
Menschen, die ständig Medikamente einnehmen: Manche Arzneien (z. B. Kortison) behindern die natürlichen Abwehrkräfte des Körpers, weil sie das Immunsystem unterdrücken. Deshalb erkranken Asthmatiker oder Rheumatiker, die ständig mit Kortison behandelt werden, häufiger an Pilzinfektionen als gesunde Menschen.

Allgemeine begünstigende Faktoren bzw. Ursachen für eine Pilzerkrankung sind das häufige Tragen von Sportschuhen, Sicherheitsschuhen oder Strümpfen aus Synthetikmaterial. Diese Umstände führen oft zu einem Feuchtigkeitsstau in den Schuhen oder übermäßigem Schwitzen.

Warum Fußpilz behandeln?

Leider geben sich viele Patienten mit der Tatsache zufrieden, dass der Fuß- und Nagelpilz in den meisten Fällen nur ein optisches Problem darstellt. Doch es ist riskant, eine Pilzerkrankung zu bagatellisieren. Für eine Behandlung sprechen folgende Argumente:

- Es besteht eine steigende Ausbreitungsgefahr. Hautpilz kann den gesamten Fuß, die Beine und im Extremfall die restliche

Verlauf einer Fußpilzinfektion

- Der Pilz dringt in verletztes oder geschwächtes Gewebe ein,
- nistet sich in der obersten Hautschicht ein und
- breitet sich langsam in alle Richtungen aus.
- Die Folge: Der Körper reagiert mit einer Entzündung, die Haut juckt, rötet und schuppt sich.

Fußpilz sollten Sie nicht auf die leichte Schulter nehmen. Er ist nicht nur ein kosmetisches Problem.

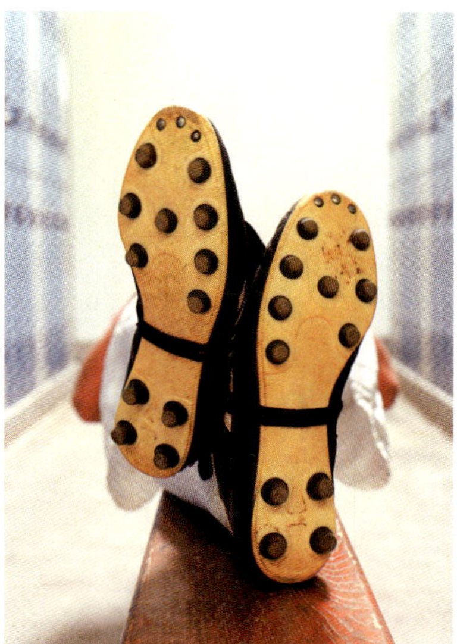

Haut befallen und auf die Nägel übergreifen.

- Der Patient stellt für seine Umgebung eine große Infektionsgefahr dar.
- Die Verletzungsgefahr ist mit Fortschreiten des Nagelpilzes erheblich. Nagel und Haut werden empfindlicher und sind nicht mehr gegen die Außenwelt (Umgebung) abgeschirmt; dies ist eine der wesentlichen Aufgaben unserer Haut.
- Durch zunehmenden Nagelbefall können Schmerzen und Nagelbettveränderungen auftreten.

Schweißfüße

Vermehrtes Schwitzen (Hyperhidrosis; griechisch hyper = über, hidro = Schweiß) ist ein Übel, das viele Menschen – ob jung oder alt – ereilt und das als besonders unangenehm empfunden wird. Betroffene Menschen schämen sich dafür, und das ständige Bemühen, dem Schwitzen entgegenzuwirken, erhöht den ohnehin schon großen emotionalen Druck.

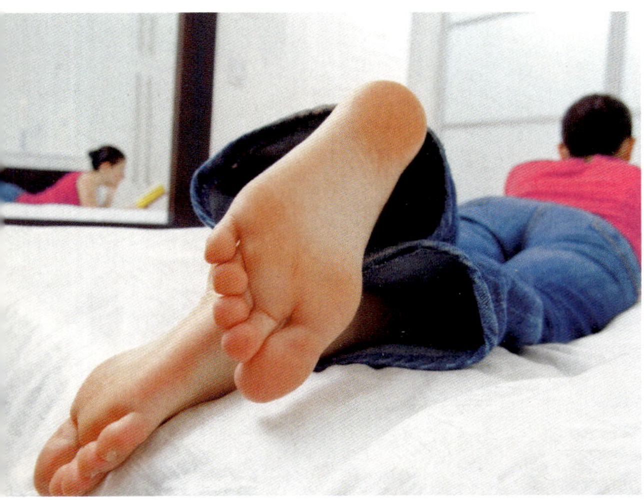

Als normale Körperfunktion dient das Schwitzen der Steuerung des Wärmehaushalts. Beim Anstieg der Körpertemperatur, z. B. beim Sport, wird in Abhängigkeit der Umgebungstemperatur dem Körper Wärme entzogen, indem vermehrt Schweiß produziert wird, der auf der Haut verdunstet.

Die Wärmeregulation wird durch zahlreiche Faktoren, wie Hormone, Nikotinkonsum, aber auch durch psychische Faktoren, wie Angst, Schreck, Schmerz oder Stress, beeinflusst.

Bei Schweißfüßen kommt es zu einer übermäßigen Schweißabsonderung. Meistens ist diese Fehlfunktion angeboren und wird durch das autonome Nervensystem verursacht. Letzteres wird durch Stress jeglicher Art aktiviert und zusätzlich durch Faktoren wie alkohol- und koffeinhaltige Getränke und gut gewürzte, scharfe Speisen angeregt.

Folgen

Schweißfüße können nicht nur ein zwischenmenschliches Problem darstellen, sondern auch die Füße leiden darunter. Folgende Fußbeschwerden können auftreten:

- Die vermehrte Schweißabsonderung führt zur Unterkühlung der Füße.

- Die Unterkühlung hat eine verminderte Hautdurchblutung zur Folge.
- Die schlecht durchblutete Haut bietet die ideale Wachstumstemperatur für Pilze.
- Es entwickeln sich an den Füßen durch die Aufweichung der Haut Eintrittspforten für Viren, also Warzen und Bakterien.
- Die Fußsohlenhaut ist weißlich durchweicht und es kommt zu grübchenförmigen Hautdefekten. Die Haut ist also aufgeweicht und wird rissig.

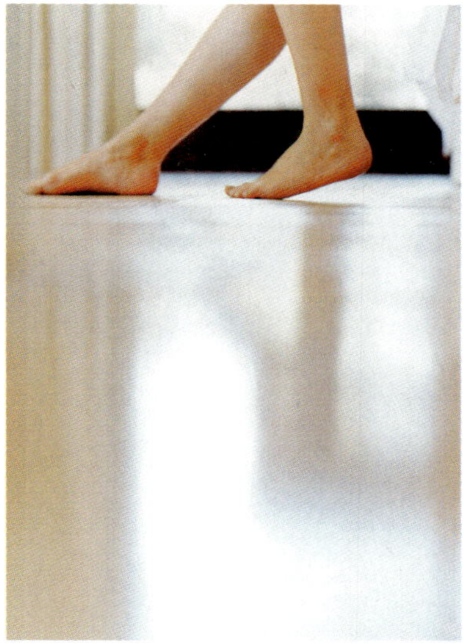

Etwa 50 Prozent der für Fußpilz gehaltenen Veränderungen im Bereich der Zehenzwischenräume sind durch Bakterien verursacht und können daher nicht durch Pilzmittel beseitigt werden.

Fußschweiß verringern

Auch wenn Schweißfüße meist erblich bedingt sind, können Sie durch Ihr persönliches Verhalten Fußschweiß und unangenehmen Geruch wirksam und nachhaltig verringern. Dazu zählen folgende Maßnahmen:

- Wechseln Sie täglich Ihre Strümpfe (bei Bedarf mehrmals täglich).
- Ziehen Sie Socken aus Baumwolle bzw. Wolle an und keine Kunstfaserstrümpfe, da letztere den Schweiß nicht aufnehmen können.
- Packen Sie Ihre Füße in geheizten Räumen nicht zu warm ein, und heizen Sie moderat.
- Tragen Sie keine engen, luftundurchlässigen Schuhe, wie Turnschuhe oder Gummistiefel.
- Trocknen Sie abends auf jeden Fall Ihre Schuhe, z. B. im Heizungsraum.
- Waschen Sie Ihre Füße, wenn möglich mehrmals täglich, mit kaltem Wasser ohne Zusatz ab.
- Lassen Sie Luft an Ihre Füße. Laufen Sie möglichst oft barfuß oder in Strümpfen durch die Wohnung.
- Föhnen Sie nach dem Fußbad die Zehenzwischenräume trocken.
- Testen Sie die Benutzung von Saugeinlagen auf Kohlebasis, die den Schweiß aufnehmen.
- Steigern Sie die Durchblutung Ihrer Füße durch tägliche Fußgymnastik.
- Lernen Sie bei emotional ausgelöstem Schwitzen, durch Entspannungsmethoden, wie z. B. autogenes Training, Tai-Chi oder Progressive Muskelentspannung, Stresssituationen im Alltag besser zu meistern.

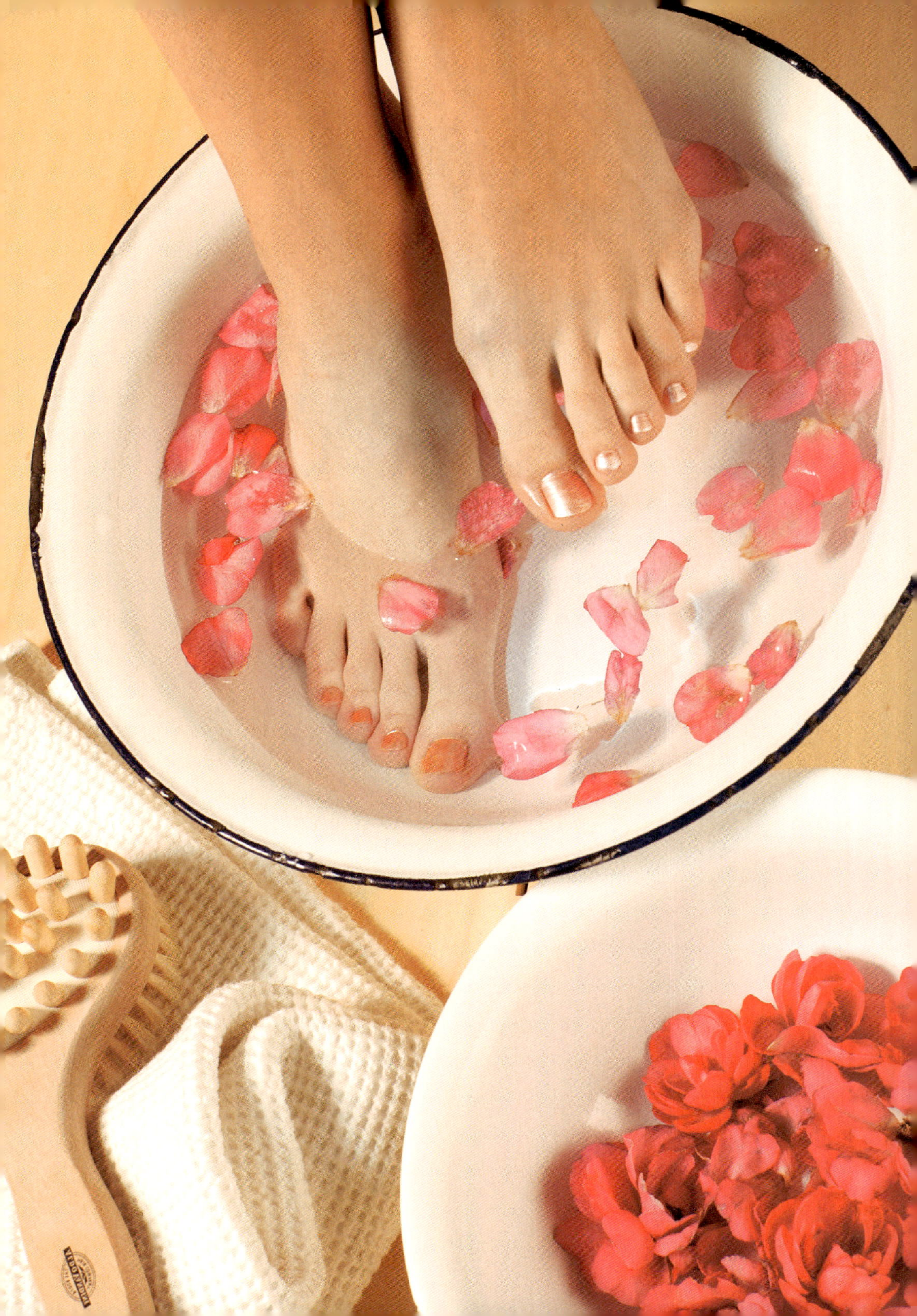

Fußgesundheit – ein Leben lang

Gesunde Füße leisten einen wichtigen Beitrag für die körperliche und geistige Gesundheit eines Menschen. Und jeder kann etwas dafür tun. Bereits das richtige Schuhwerk sorgt dafür, dass Sie noch lange schmerzfrei durchs Leben gehen können.
Wer zusätzlich Fußgymnastik betreibt, die Füße pflegt und sich richtig ernährt, kann nicht nur Beschwerden vorbeugen, sondern auch bereits bestehende Probleme mindern. Oder verwöhnen Sie Ihre Füße mal richtig und gönnen Sie ihnen eine Massage.

Was sind gesunde Füße?

Bitte denken Sie zunächst einmal darüber nach, was Sie unter gesunden Füßen verstehen. Haben gesunde Füße noch eine gut erhaltene Gewölbekonstruktion, sind sie kräftig und beweglich oder einfach nur schmerzfrei beim Stehen, Gehen und Laufen?
Unter einer ganzheitlichen Sichtweise sind Füße dann gesund, wenn Sie sie so gebrauchen können, wie Sie es sich in Ihrem individuellen Alltag wünschen. Ein Kind hat gesunde Füße, wenn es damit spielen, springen, klettern oder balancieren kann. Die Füße eines älteren Menschen sind gesund, wenn er sich damit noch selbstständig, selbstbestimmt und ohne Hilfe fortbewegen kann. Dazwischen gebrauchen wir die Füße täglich, sei es für die Arbeit oder Freizeit.
Füße sind zudem nicht nur dann gesund, wenn sie schmerzfrei sind. Es ist auch wichtig, dass sie mit Lebensfreude und Wohlbefinden von Ihnen eingesetzt werden können.

Den Füßen freien Lauf lassen

Unsere Füße sind nicht schwach und anfällig, sondern äußerst leistungsstark und vielfältig einsetzbar. Allerdings verlieren sie bei einseitigem und mangelhaftem Gebrauch ihre Leistungsfähigkeit innerhalb weniger Wochen. Somit benötigen Ihre Füße in den meisten Fällen keine Schonung, sondern einen regelmäßigen bewegten Einsatz.

Blick in die Vergangenheit

Wenn wir über gesunde Füße sprechen, sollten wir uns zunächst die Geschichte des Menschen ansehen. Er war ursprünglich Jäger und Sammler in der Savanne. Zur Nahrungsbeschaffung musste er täglich weite Strecken zu Fuß zurücklegen – und das sogar barfuß. Im Laufe der Sesshaftigkeit und zunehmenden Zivilisation hat der Mensch den Gebrauch seiner Füße zunehmend vernachlässigt.

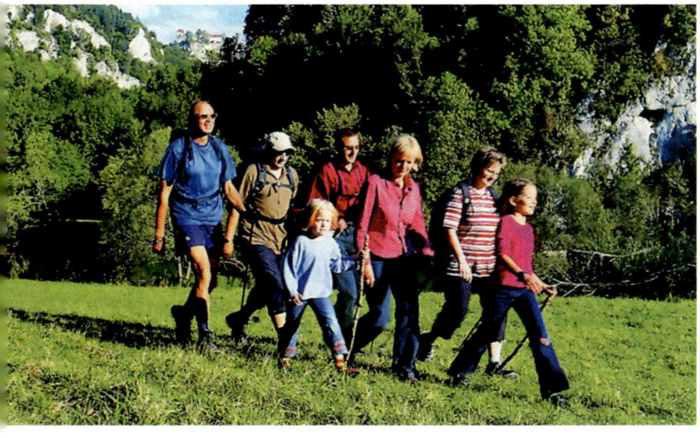

Auf den folgenden Seiten sollen Sie ermuntert werden, Ihre Füße aus einer neuen Sichtweise kennenzulernen. Machen Sie wieder mehr Gebrauch von Ihren Füßen!

Raus aus den Socken

Lassen Sie ab und an Ihre Schuhe im Schrank. Barfußgehen hat viele Vorteile:

- Die Wahrnehmungsfähigkeit der Füße wird verbessert.
- Es werden sämtliche Muskeln, Gelenke und Bänder im Fuß trainiert.
- Das Gleichgewichtsgefühl wird, insbesondere auf unebenen Böden, verbessert.
- Die Fußsohle wird massiert und angeregt.
- Die Haut wird robust und widerstandsfähig.

Wenn es um die Gesunderhaltung Ihrer Füße geht, können bestimmte Gewohnheiten Wunder wirken. Probieren Sie z. B. Folgendes aus: Sobald Sie Ihr Haus betreten, ziehen Sie die Schuhe aus und gehen barfuß oder in Hüttenschuhen durch die Wohnung. Diese Gewohnheit ist nicht nur gut für Ihre Füße, sondern hält gleichzeitig Ih-

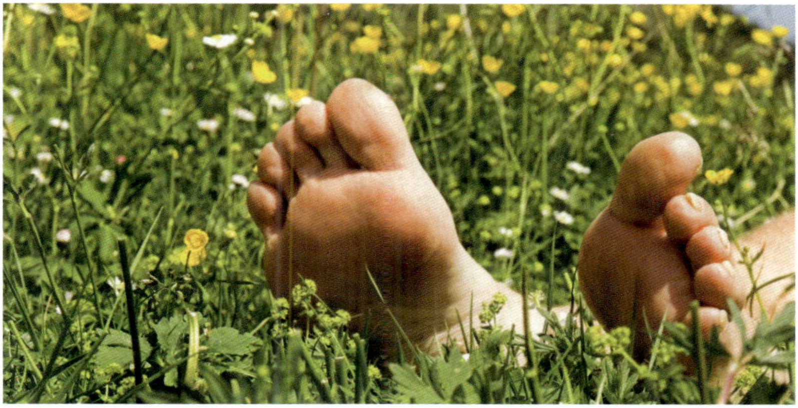

re Wohnung sauber. Für Ihre Gäste sollte es ebenfalls zur Gewohnheit werden, beim Betreten des Hauses die Straßenschuhe durch Hausschuhe zu tauschen oder einfach barfuß durch die Wohnung zu laufen. Das garantiert Spaß und Wohlbefinden.

Fußgerechte Schuhe

Schuhe sind eine Fußbekleidung mit besonderen Ansprüchen an die individuelle Nutzung. Zu Hause in der Wohnung benötigt der Fuß nur eine leichte Bekleidung. Beim Wandern im freien Gelände ist ein festes, stabiles Schuhwerk zu empfehlen. Im Berufsleben sollte der Schuh die jeweils sehr unterschiedlichen Anforderungen erfüllen können.

Was kennzeichnet fußgerechte Schuhe?

Wer bei der Auswahl seiner Schuhe auf verschiedene Kriterien achtet, beugt nicht nur Fehlbildungen seiner Füße vor, sondern wird sich auch rundum wohlfühlen.

Schuhlänge

Kaufen Sie wegen einer zu geringen Breite oder Risthöhe ein neues Paar Schuhe nicht zu groß. Zu lange Schuhe führen zum Ausrutschen, Umknicken und Stolpern. Der unzureichende Halt und die geringe Abrollphase verursachen ein ungünstiges Gangbild.

Schuhweite

Zu enge Schuhe verursachen Hautreizungen (z. B. Blasen, Hühneraugen), Hauterkrankungen (z. B.

Fußgerechte Schuhe sind nicht nur wichtig für Ihre Füße, sondern beeinflussen auch Ihre Knie-, Hüft- und Rückengesundheit.

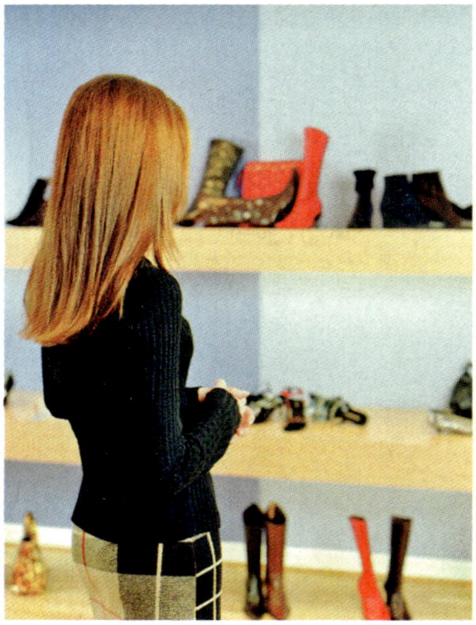

Gut sitzende Schuhe schützen nicht nur Ihre Füße, sondern vermeiden auch Fußverletzungen durch Stolpern oder Umknicken.

Fußpilz), Fehlstellungen der Zehen und deformierte bzw. eingewachsene Zehennägel. Ferner kommt es je nach Umgebungstemperatur zu starkem Schwitzen oder kalten Füßen.

Fersenführung
Der seitliche Druck auf die Ferse sollte gleichmäßig verteilt werden (vertikale Fersenführung). Das stabilisiert den Gang, entlastet die Sprunggelenke und vermeidet ein Umknicken. Schuhe ohne Fersenführung sind für das Gehen eher ungeeignet, da die Fußmuskeln durch das Festhalten des Schuhs verkrampfen, wie z. B. bei hinten offenen Slippern oder Sandalen.

Schuhform
Die Schuhform sollte sich an der natürlichen Fußform orientieren mit einem unbedingt einzuhaltenden Zehenfreiraum von etwa einem Zentimeter nach vorn. Ein „Zehenspiel" sollte möglich sein. Dieses beugt Fehlstellungen vor und begünstigt das Schuhinnenklima.

Schuhabsatz
Häufiges Tragen von Schuhen mit hohen Absätzen (über drei Zentimeter) vermehrt die Vorfußbelastung. Die Zehen stoßen vorn an und werden gestaucht. Das Quergewölbe des Fußes wird belastet und sackt zusammen. Ein abgeschrägter Absatz unterstützt die Abrollbewegung der Füße.

Schnürung
Um Druckstellen zu vermeiden, ist bei der Schnürung über dem Rist eine ausreichende Laschenpolsterung erforderlich. Eine größere Zahl von Ösen kann den Schnürdruck mindern und sorgt für festen Halt.

Schuhsohle
Brandsohlen aus Leder sorgen für eine bessere Feuchtigkeitsregulierung und ein optimales Schuhinnenklima. Die Gestaltung des Fußbetts richtet sich nach der persönlichen Form der Füße und dem Gefühl des Trägers.
Wichtig ist die Unterstützung des Längsgewölbes beim Stehen, Gehen und Laufen. Einlagen müssen individuell angepasst werden. Die Laufsohle darf nicht zu weich

und nicht zu hart sein. Sie sollte die Fußabrollbewegung und die natürliche Pronation sowie Supination (siehe Seite 9) im Vorfuß zulassen.
Rücken- und gelenkschonende Wirkung hat außerdem die Dämpfung im Fersenbereich.

Tipps und Hinweise für den Schuhkauf

Schuhe sind ein besonders wichtiges Kleidungsstück. Sie schützen die Füße nicht nur vor Verletzungen und Kälte, sondern helfen Ihnen auch beim Gehen, Laufen oder Springen. Seien Sie sich beim Kauf Ihrer Schuhe der Tragweite Ihrer Entscheidung bewusst. Schuhe sollten nicht nur gut aussehen, sondern auch bequem und haltbar sein. Die Schuhauswahl beeinflusst Ihr Wohlbefinden am Arbeitsplatz und in Ihrer Freizeit. Ob Sie z. B. die Führung durch ein Museum oder die Shoppingtour wirklich genießen können, entscheiden nicht zuletzt Ihre Schuhe.

Schuhkauf am Nachmittag
Legen Sie den Schuhkauf möglichst in die Nachmittagsstunden. Im Laufe des Tages verändert sich durch die körperliche Belastung die Fußform. Ihre Füße werden breiter und länger. Durch die Anprobe der Schuhe in der zweiten Tageshälfte vermeiden Sie den Kauf zu enger Schuhe.

Intensive Anprobe
Nehmen Sie sich ausreichend Zeit für die Anprobe. Gehen Sie in den Schuhen einige Minuten hin und her. Lassen Sie sich den guten Sitz des Schuhs nicht vom Verkäufer einreden, sondern verlassen

Auch wenn der Einkauf von Waren im Internet in Mode gekommen ist, sollten Sie beim Schuhkauf davon Abstand nehmen.

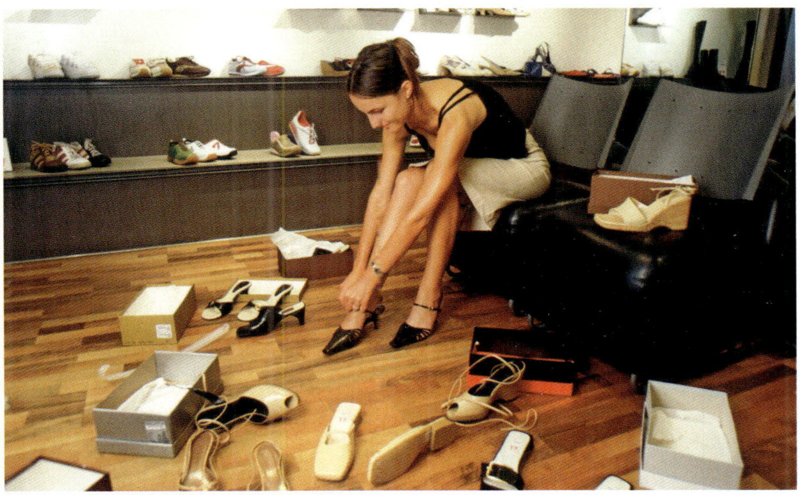

Sie sich vorwiegend auf Ihr eigenes Gefühl. Es sollte Ihnen gegenüber dem Verkäufer auch nicht unangenehm sein, falls Sie mehrere Schuhe anprobieren und trotzdem kein passendes Paar Schuhe finden.

Passende Strümpfe

Überlegen Sie sich vor dem Schuhkauf, welche Strümpfe Sie in dem neuen Schuh vorwiegend anziehen werden. Strümpfe haben einen großen Einfluss auf die optimale Größe und den Sitz des Schuhs am Fuß.

Sie dürfen weder zu eng noch zu weit sein. Zu enge Strümpfe schnüren den Fuß ein und behindern die Zehenbeweglichkeit und Durchblutung der Füße. Zu weite Strümpfe können Falten bilden und dadurch die Fußhaut verletzten. Achten Sie besonders auf die ausreichende Weite des Strumpfbunds. Ein enger Bund schnürt den Fuß ab. Strümpfe sollten zudem keine Nähte aufweisen, die Druckstellen oder Hautblasen hinterlassen.

Damit Ihre Schuhe lange halten, sollten Sie sie regelmäßig pflegen.

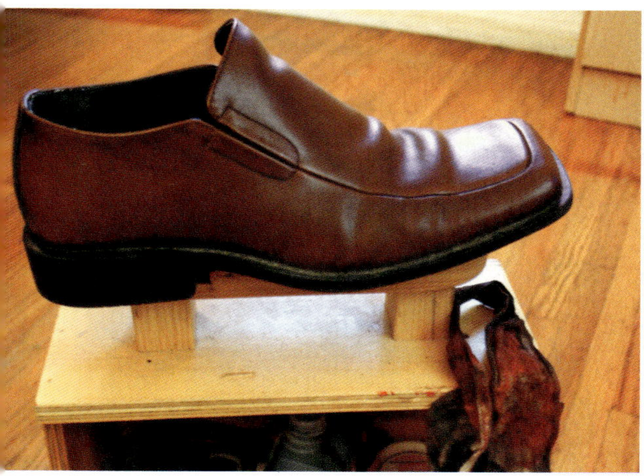

Hohe Qualität

Schuhe sollen nicht nur gut aussehen, sondern auch lange halten. Nähte müssen gut gearbeitet sein. Die Materialien sollten möglichst aus hochwertigem Leder bestehen, abriebfest und formstabil sein.

Schuhreparatur

Kaufen Sie nicht immer gleich neue Schuhe, sondern lassen Sie Ihre alten bei einem Schuhmacher prüfen. Meistens können abgelaufene Schuhsohlen oder gerissene Nähte kostengünstig repariert werden.

Schuhspanner

Das Einlegen von Schuhspannern ist sinnvoll. Sie halten den Schuh in guter Form und verhindern die frühzeitige Entstehung von Falten. Schuhspanner aus offenporigem Holz unterstützen die Feuchtigkeitsabgabe.

Rund um das Schuhklima

Das Schuhklima ist qualitativ gut, wenn sich Ihre Füße in den Schuhen rundum wohlfühlen. Die Füße sind nicht zu kalt, zu warm oder zu feucht. Nicht wohlfühlen sollten sich hingegen evtl. vorhandene Mitbewohner, wie Pilze, Viren und Bakterien. Entziehen sie daher möglichen Krankheitserregern den Nährboden und sorgen Sie für ein trockenes Schuhklima.

Schuhe brauchen Luft

Beim Tragen der Schuhe nimmt das Material durch die natürliche Schweißabsonderung Feuchtigkeit auf, die anschließend wieder entweichen sollte. Stellen Sie daher Ihre Schuhe an einen gut belüfteten und trockenen Standort. Schuhe gehören nach Gebrauch nicht in eine verschlossene Sporttasche, einen luftdichten Schrank oder eine Plastiktüte. Dies ist besonders wichtig, wenn Ihre Schuhe bei feuchtem Wetter oder am Arbeitsplatz nass geworden sind.

Schuhe häufig wechseln

Falls Sie die meiste Zeit des Tages Schuhe tragen müssen, ist es ratsam, diese häufiger zu wechseln. Dadurch können sie auslüften und trocknen. Darüber hinaus reizen unterschiedliche Schuhe Muskeln, Sehnen und Bänder und trainieren Ihre Füße. Die Absätze Ihrer Schuhe können also einmal flach und einmal etwas höher sein.

Atmungsaktive Strümpfe

Strümpfe stellen ein wichtiges Bindeglied zwischen Fuß und Schuh dar. So sollten die Strümpfe die ungehinderte Schweißabgabe unterstützen. Atmungsaktive Strumpfmaterialien sind daher besonders wichtig.

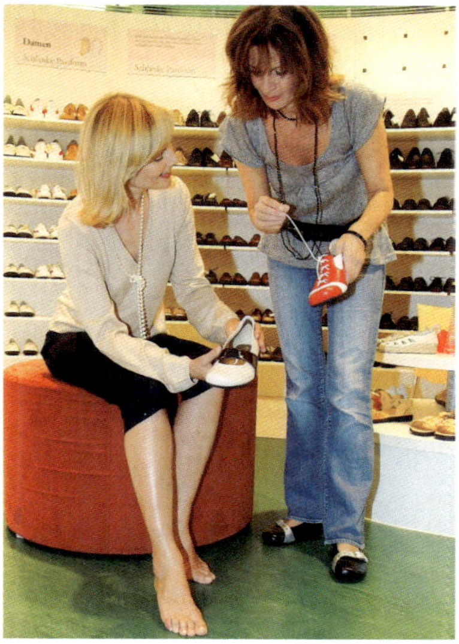

Tragen Sie täglich frische Socken. Durchgeschwitzte Strümpfe transportieren keine Feuchtigkeit ab und sind ein Nährboden für mögliche Pilzerreger.

Der Sportschuh

Der richtige Sportschuh ist im Breiten- und Leistungssport das wichtigste Sportgerät. Er unterstützt und schützt gleichzeitig vor Verletzungen und Überlastungsschäden. Der falsche Sportschuh birgt hingegen die Gefahr von Fehlbelastungen.

Die Anforderungen, die an einen Sportschuh gestellt werden, sind vielfältig. Es gibt allgemeine

Bei der Wahl des richtigen Sportschuhs ist die von Ihnen ausgeführte Sportart ausschlaggebend. Ein Tanzschuh ist nicht zu vergleichen mit einem Schuh für Nordic Walking.

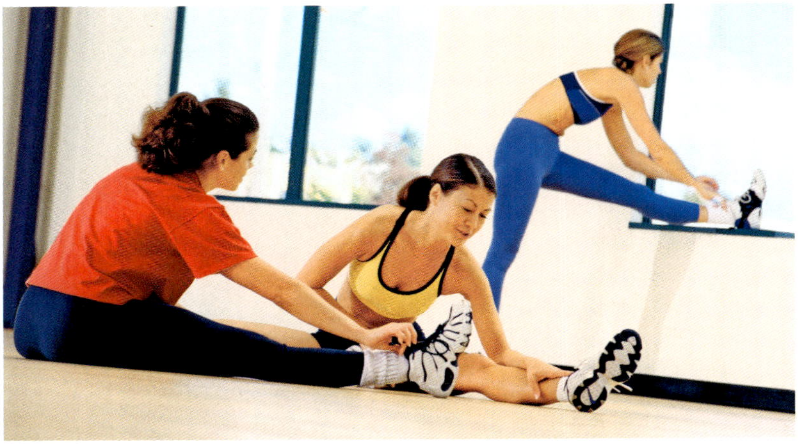

Schauen Sie beim Kauf eines Sportschuhs nicht nur auf das Design, sondern achten Sie vor allem auf eine hohe Qualität.

Grundsätze, aber auch individuelle und sportartspezifische Kriterien, die für die Auswahl eines geeigneten Sportschuhs wichtig sind.

Fersenführung

Die Fersenführung wird im Wesentlichen durch eine relativ feste Fersenkappe erreicht. Sie sollte insbesondere seitlich stützen, darf jedoch auf der Innenseite nicht zu hart sein.

Sportschuhe sollten außerdem nicht zu groß sein, um seitlich nicht am Knöchel zu scheuern. Hinten dürfen sie nicht zu weit hochgezogen werden, um die Achillessehne nicht zu beeinträchtigen. Breit ausgestellte Sohlen, die Stabilität vortäuschen, sind eher schädlich. Sie erschweren die Abrollbewegung des Fußes und verursachen ungünstige Hebelwirkungen zwischen Fuß und Schuh.

Stützung des Längs- und Quergewölbes

Die Fähigkeit des Schuhs zur Führung des Fußes ist von den Eigenschaften Stabilität und Flexibilität, aber auch von der Schuheinlage abhängig. Hierbei sollte insbesondere auf die individuellen Fußstellungen geachtet werden. Ein Plattfuß erfordert einen anderen Schuh als ein Hohlfuß. Die individuelle Anpassung vermeidet Fehlbelastungen. Versuche, Fußfehlstellungen zu korrigieren, werden häufig übertrieben und bewirken das Gegenteil.

Seitenstabilität des Vorfußes

Ein guter Sportschuh sollte die Seitenstabilität des Vorfußes gewährleisten. Das bedeutet, dass das Obermaterial des Schuhs im Vorfußbereich in der Lage ist, den Fuß über der Sohle zu fixieren und seitliches Rutschen im Schuh zu verhindern. Damit wird die

Gefahr des Umknickens verringert und der Ausbildung von Druckstellen auf der Haut entgegengewirkt. Der Schuh sollte die natürlichen Bewegungen des Fußes unterstützen und Fehlbewegungen zwischen Schuh und Fuß verhindern.

Ausreichende Dämpfung

Die Dämpfung eines Sportschuhs wird weitestgehend über die Zwischensohle erreicht. Sie ist ein wichtiges Qualitätsmerkmal und für die Funktion von wesentlicher Bedeutung. Die Dämpfung sollte selbstverständlich das individuelle Körpergewicht und die charakteristische Belastung der Sportart berücksichtigen. Eine übertriebene Dämpfung, wie sie zeitweise als besonders günstig dargestellt wurde, ist zur Verhinderung von Überlastungsreaktionen an Gelenken nicht hilfreich, sondern sogar schädlich. Bei zu dicken Sohlen und zu weichen Materialien leidet die Führungsqualität des Schuhs, und es entsteht eine instabile, „schwammige" Situation. Der Kontakt zwischen Fuß und Boden wird verringert. Unsichere Körperhaltungen sind die Folge. Zudem werden durch fehlende Belastungsreize auch wichtige Eigenreflexe in der Muskulatur ausgeschaltet.

Die gute Dämpfung eines Laufschuhs im Fersenbereich ist zum Auffangen der Kräfte beim Fersenaufsatz hilfreich. Bei unzureichender Dämpfung werden die Stöße auf das gesamte Bewegungssystem übertragen. Gelenke und Wirbelsäule können überlastet werden. Die starke Dämpfung im Vorfußbereich eines Hallenschuhs ist hingegen eher schädlich, da durch die mangelhafte Führung die Gefahr des Umknickens steigt.

Beschaffenheit der Sohlen

Der Sohle eines Sportschuhs fällt eine wesentliche Rolle zu. Sie ist wichtig für die Standsicherheit, um auf der einen Seite das Rutschen, auf der anderen Seite aber auch das Blockieren des Fußes auf dem Untergrund zu vermeiden. Häufiges Blockieren, das durch extrem rutschfeste Sohlen hervorgerufen wird, verursacht ungünstige Bewegungen des Fußes. Dies führt zu einer vermehrten Abnutzung des Schuhs, ist aber insbesondere auch Ursache akuter Verletzungen oder chronischer Überlastungsschäden.

Wanderschuhe brauchen eine besonders großzügige Platzreserve. Bei längeren Wanderungen schwellen die Füße nämlich an, und beim Bergablaufen rutscht der Fuß nach vorn. Außerdem gibt es spezielle Funktionsstrümpfe, welche Ferse und Zehen gezielt polstern.

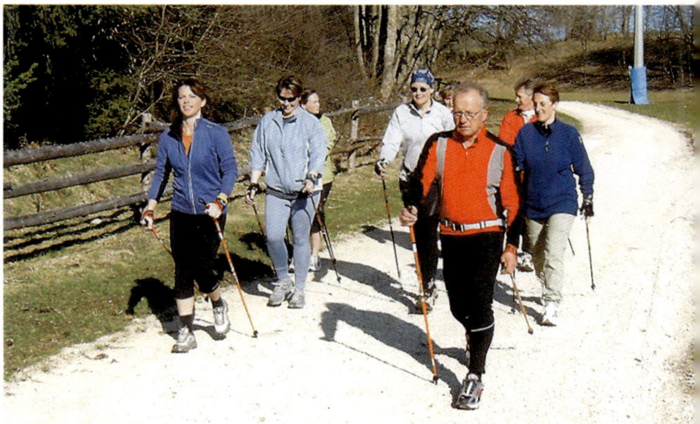

Eine zu rutschige Sohle ist hingegen für die Kraftentfaltung ungünstig und birgt gleichfalls nicht unerhebliche Verletzungsrisiken in sich.
Wichtig für die Auswahl der Sohle ist vor allem die Sportart und die Bodenbeschaffenheit, auf der sie ausgeübt werden soll.

Damenlaufschuhe
Spezielle Damenlaufschuhe sind nicht einfach Herrenmodelle in anderen Farben, sondern unterscheiden sich auch in ihrer Konstruktion. Damenfüße sind etwas kürzer als Herrenfüße und haben auch eine andere Form. Die weibliche Ferse ist schmaler, die Knöchel liegen tiefer, der Rist ist häufig höher und der Vorfuß ist (relativ zur Länge) breiter als bei einem männlichen Fuß. Weil das weibliche Becken breiter ist als das männliche, neigen Frauenfüße etwas stärker nach innen. Um mit den Füßen

Die Laufschuhsohle darf nicht zu weich sein, da in weichen Schuhen die natürlichen Muskelreflexe nicht angeregt werden und Gelenküberlastungen die Folge sein können.

Tipps für den Kauf eines Laufschuhs

- Überlegen Sie sich zunächst genau, für welchen Zweck Sie den neuen Schuh hauptsächlich einsetzen möchten. Wollen Sie einen Laufschuh für unwegsames Gelände, Asphalt oder das Laufband?
- Suchen Sie ein gutes Fachgeschäft auf und lassen Sie sich beraten.
- Nehmen Sie, falls vorhanden, Ihr ausgedientes Paar ins Fachgeschäft mit. Die abgelaufene Außensohle und Verformung liefern für geschulte Augen wichtige Informationen über Ihren individuellen Laufstil.
- Ziehen Sie Ihre gewohnten Trainingssocken an.
- Lassen Sie in einem Fachgeschäft für Sportschuhe oder beim Orthopäden Ihren Fußtyp ermitteln. Auf einem Podometer (Fußspiegel) wird ersichtlich, ob Sie einen Senk-, Normal- oder Hohlfuß haben. Dabei steht man barfuß auf einer gläsernen Standplatte, die über einen schräg gestellten Spiegel die Fußsohle erkennen lässt. So wird Ihr Fuß von unten in der Belastungssituation erkennbar. Gleichzeitig sieht man, ob Sie schmale oder breite Füße haben.
- Testen Sie den Schuh vor dem Geschäft oder auf dem Laufband. Jetzt zeigt sich, welchen Laufstil Sie haben, ob Sie Vorfuß- oder eher Fersenläufer sind. Gleichzeitig wird auch deutlich, wie Sie den Fuß abrollen. Wie stark senken Sie das Fußgewölbe während der Abrollphase nach innen ab? Diese Bewegung im Fuß heißt „Pronation".
- Lassen Sie sich alle geeigneten Schuhmodelle zeigen und probieren Sie die Schuhe in Ruhe an. Im Stehen sollte noch ein Zentimeter Platzreserve vor den Zehen sein.

besser unter den Körperschwerpunkt zu kommen, muss sich der Frauenfuß bei der Abrollbewegung etwas mehr zur Körpermitte hin bewegen. Damenlaufschuhe haben deshalb folgende wichtigen Merkmale:

- schmale Fersenkappe mit festem Sitz,
- breiter Vorfuß,
- Gewölbestütze im Mittelfußbereich (Pronationsstütze) und
- eine Dämpfung, die auf das geringere Körpergewicht der Frau abgestimmt ist.

Der Arbeitsschuh

Da der Arbeitsschuh meist den ganzen Arbeitstag über getragen werden muss, sollte bei der Modellauswahl dem Tragekomfort ein besonderer Stellenwert eingeräumt werden. Wichtig sind folgende Kriterien.

Qualität des Obermaterials

Hochwertiges Obermaterial lässt den Fuß besser „atmen", d. h. die Schweißbildung wird reduziert, schützt vor zu schnellem Wasserdurchtritt und scheuert nicht so leicht ab.

Innenfütterung

Eine gute Innenfütterung verrutscht nicht und bleibt lange in Form. Ein unangenehmes Drücken des Schuhs kann vermieden werden. Der Kontakt zwischen Fuß und Schuhinnenraum sollte außerdem möglichst angenehm und zugleich besonders hautfreundlich sein.

Brandsohle

Die Brandsohle (Innensohle) sollte den Schweiß aufsaugen, sodass der Fuß trocken bleibt. Gleichzeitig sollte sie der Fußsohle ein angenehmes Gefühl vermitteln.

Die Brandsohle kann glatt sein und sich damit dem Fuß gegenüber neutral verhalten. Es gibt auch Brandsohlen mit Aufrauungen, die eine positive hautstimulierende Wirkung auf die Fußsohle haben.

Fußbett und Trittdämpfung

Qualitätsschuhe bieten ein Höchstmaß an Stabilität und Trittdämpfung zur Schonung des gesamten Bewegungsapparats. Ein komfortables Fußbett sollte selbstverständlich sein.

Laufsohle

Die Laufsohle (Außensohle) ist auch mit durchtrittssicheren Zwischensohlen ausreichend flexibel. Eine solche Zwischensohle ist für bestimmte Berufsgruppen als Unfallschutz erforderlich. Das Sohlenprofil sollte so beschaffen sein, dass die für den Einsatz nötige Griffigkeit gegeben ist und der Schmutz leicht herausfallen kann. Eine Laufsohle aus Gummi oder Kautschuk bietet Dämpfung gegenüber dem Boden und gleichzeitig Flexibilität gegenüber dem Fuß. Allgemein ist dies komfortabler

Es gehört der Vergangenheit an, dass Arbeitsschuhe unflexibel sind und leicht Druckstellen erzeugen. Die heutigen, hochwertigen Paare sind gut gedämpft und bieten einen hohen Tragekomfort.

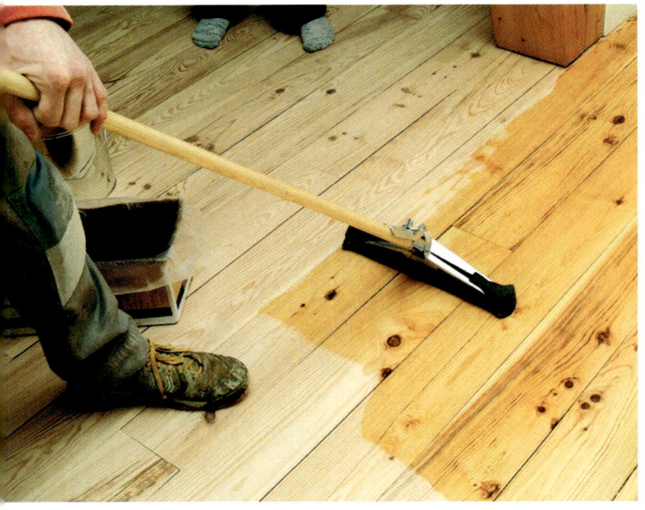

als eine hart gegerbte Ledersohle, die jedoch in vielen Fällen mehr Ästhetik vermitteln kann.

Leistenform

Die Leistenform bildet das Fußgewölbe nach und ist ausschlaggebend für die Passform und die Funktionalität jedes Schuhmodells. Verschiedene Längen-, Weiten- und Breitenvariationen mit entsprechender Zehenkappenform bieten Ihnen mehr Chancen, den gewünschten, individuell passenden Schuh zu finden.
Es ist vorteilhaft, wenn das Schuhgeschäft verschiedene Modellvariationen anbietet, sodass Sie sich problemlos den idealen Schuh aussuchen können.

Schutzkappe

Schutzkappen sind in vielen Arbeits- und Berufsschuhen vorgesehen. Sie waren früher aus Metall und sind heute meist aus festem Kunststoff geformt. Damit bieten sie Unfallschutz und Komfort gleichzeitig.

Einlegesohlen und Einlagen

Im Handel frei käuflich sind Einlegesohlen für Schuhe. Diese haben verschiedene Wirkungen und können durchaus hilfreich und sinnvoll sein. So gibt es Einlegesohlen aus Schafwolle, um im Winter die Füße vom Boden her zu isolieren und angenehm warm zu halten. In der warmen Jahreszeit kann es nützlich sein, Einlegesohlen mit Moosgummi oder Aktivkohle zu benutzen, um der Schweißbildung wirksam und nachhaltig vorzubeugen.

Häufig angeboten werden Einlegesohlen mit Gelfüllung oder reflexaktivierender, rauer Oberfläche, um direkt die Fußsohlenhaut zu stimulieren. Probieren Sie am besten selbst aus, was für Sie angenehm ist und Ihren Schuhtragekomfort verbessert.
Individuell nach den Regeln der Orthopädietechnik angefertigte Einlagen können außerdem spezifische Fußprobleme abschwächen. Diese werden in korrigierende, entlastende und bettende Maßnahmen unterschieden (siehe Seite 134 ff.).

Entlastung für Stehberufe

Bewegung ist für den Menschen genauso notwendig wie Essen, Trinken und Schlafen. Und es ist keineswegs unmöglich, mehr Bewegung in den Arbeitstag zu bringen und auf diese Weise das Erstarren in Zwangshaltungen – sei es nun Stehen oder Sitzen – zu vermindern.

Mischarbeit

Unter Mischarbeit wird die Umstrukturierung des Arbeitsplatzes verstanden, wobei die Veränderung stehende, sitzende und gehende Körperhaltungen ermöglichen soll. Die Mischarbeit bietet den Mitarbeitern sowohl körperliche als auch geistige Abwechslung. Welcher Grad von Mischarbeit erreicht werden kann, hängt sowohl vom Einfallsreichtum der Beteiligten als auch von der jeweiligen Arbeitssituation, der Kooperationsbereitschaft des Vorgesetzten und der Arbeitsaufgabe ab. Es gibt mehrere Varianten, die Mischarbeit in Betrieben und Behörden umzusetzen.

Arbeitsplatzwechsel

Beim Arbeitsplatzwechsel (job rotation) wechseln mehrere Beschäftigte zwischen mehreren Arbeitsplätzen mit unterschiedlichen Aufgaben. Damit das Ganze der Bewegung bzw. dem Haltungswechsel dient, sollte es sich dabei natürlich um einen Wechsel zwischen Steh- und Sitzarbeitsplätzen handeln. So kann die Verkäuferin die Tätigkeit hinter der Theke mit der Kollegin an der Kasse tauschen und dort Platz nehmen. Auch im produzierenden Gewerbe ist ein Wechsel zwischen Steh- und Sitzarbeitsplätzen oft möglich. Das Produkt wird im Stehen gefertigt und im Sitzen geprüft.

Arbeitsanreicherung

Die Arbeitsanreicherung (job enrichment) zielt auf das Mischen von Planungs-, Steuerungs- und Kontrollaufgaben ab. Diese Variante der Mischarbeit fasst somit Aufgaben mit unterschiedlichen

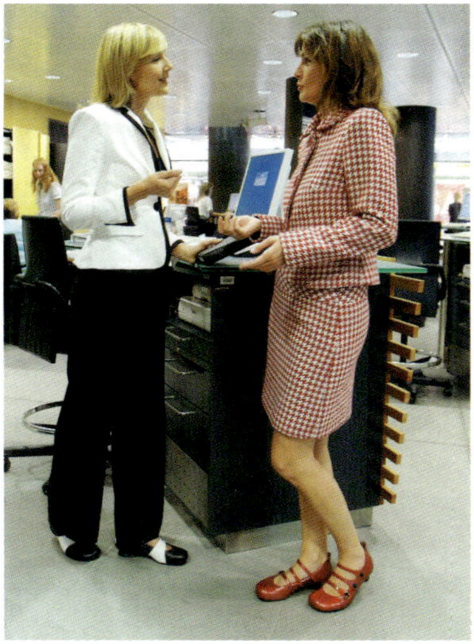

Stehen ist auf Dauer nicht gesund. Daher sollten an Ihrem Arbeitsplatz alle Möglichkeiten zur Unterbrechung der Stehmonotonie unternommen werden.

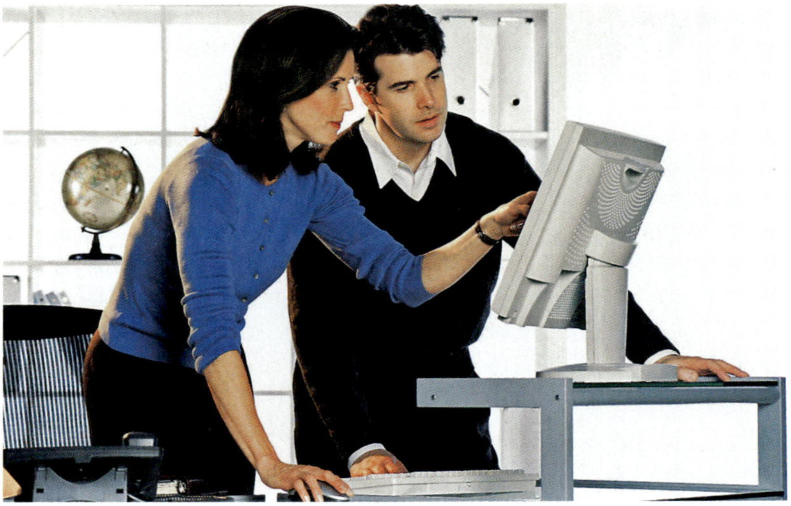

Bleiben Sie flexibel und gehen Sie offen mit Veränderungen um. Monotone Arbeitsabläufe schaden Ihrem Bewegungssystem, und Sie schränken sich geistig eher ein.

qualitativen Anforderungen zu einem neuen Aufgabenprofil zusammen. Mit Blick auf die Belastungen durch Zwangshaltungen gilt auch hier: Tätigkeitswechsel ist Haltungswechsel. So ist es – die entsprechende Qualifizierung vorausgesetzt – durchaus möglich, dass das Verkaufspersonal eines Kaufhauses zwischen Kassierarbeit, Verkaufs- und Beratungstätigkeit, der Kontrolle und dem Bestellen von Waren sowie Preisauszeichnung wechselt und damit in Bewegung bleibt. Untersuchungen haben gezeigt, dass eine solche Arbeitsorganisation zu mehr Arbeitszufriedenheit, Wohlbefinden und Gesundheit führen kann.

Gruppenarbeit

Bei der Gruppenarbeit bilden mehrere Beschäftigte eine Gruppe, der eine bestimmte Aufgabe übertragen wird. Ausführung, Verteilung der Arbeitsaufgaben, Zeiteinteilung etc. liegen innerhalb eines zuvor festgesetzten Rahmens in der Verantwortung der Gruppe. Die Möglichkeiten der geistigen und körperlichen Bewegung sind hier am größten. Wichtig bei dieser Form der Mischarbeit ist die Beachtung des Rotationsprinzips innerhalb der Gruppe. Es sollen sich eben keine Experten herausbilden, die immer dasselbe tun, weil sie es am besten können. Jeder soll vielmehr alles können – und dieses auch tun.

Wichtig sowohl für das Gerechtigkeitsgefühl als auch für die Gesundheitsprävention ist, dass besonders belastende Tätigkeiten gleichmäßig auf alle Schultern bzw. Füße verteilt werden.

Sitzpausen – Wohltat für die Füße

Nicht überall ist Mischarbeit möglich, die mit dem Tätigkeitswechsel zugleich für einen Haltungswechsel sorgt. Was aber in jedem Fall möglich sein sollte, ist die kurze Entspannung für Füße, Beine und Rücken, indem Sie sich zwischendurch für ein paar Minuten setzen. In Kauf- und Warenhäusern bedarf es dafür nur einer Sitzgelegenheit, die vom stehenden Personal in der Wartezeit zwischen zwei Kundengesprächen zum kurzen Entlasten der Füße genutzt werden kann.

Vorgesetzte sollten ihr stehendes Personal dazu ermutigen, Arbeitsunterbrechungen, Wartezeiten und Pausen zum Sitzen zu nutzen. Stehen an sich ist noch keine geldwerte Leistung – nur wer zwischendurch auch sitzt, bleibt leistungsfähig, gesund, motiviert und kann, wenn es darauf ankommt, seine Aufgabe erfüllen.

Als Beschäftigte sollten Sie Ihre Hemmungen gegenüber dem zeitweiligen Sitzen abbauen. Nichts spricht dafür, länger auf den Beinen zu sein, als es die jeweilige Aufgabe gerade erfordert. Nutzen Sie kurze Unterbrechungen und Wartezeiten zum Sitzen. Das kommt Ihrer Gesundheit zugute und damit letztlich auch dem Unternehmen.

Natürlich sollten Sie zuvor mit Ihrem Chef besprechen, ob er die Sitzpausen auch erlaubt. Bereiten Sie sich auf dieses Gespräch gründlich vor und argumentieren Sie mit allen Vorteilen, die Ihnen

Leider wird es in einigen Branchen nicht gern gesehen, wenn Mitarbeiter während Ihrer Arbeit sitzen. Versuchen Sie in Gesprächen mit Ihren Vorgesetzten und Kollegen diese gesundheitsschädigende Einstellung zu verändern.

Vorteile der Mischarbeit

Der regelmäßige Wechsel zwischen Sitzen, Stehen und Bewegen hat folgende gesundheitliche Vorteile:

- Förderung der Durchblutung,
- Aktivierung der Muskulatur,
- Vermeidung von Fehl- und Zwangshaltungen,
- Entlastung der Füße,
- Unterstützung der Atmung und Verdauung sowie
- Steigerung der geistigen Aufnahmefähigkeit.

Insgesamt fördert die Arbeit mit wechselnden Körperhaltungen die Gesundheit des Mitarbeiters und somit seine Arbeitskraft. Die Investition in ergonomische Büromöbel und arbeitserleichternde Hilfsmittel ist eine gute Anlage für die Zukunft eines Unternehmens. Versuchen Sie, Ihrem Chef diese Vorteile klar zu machen.

und dem Unternehmen das zeitweilige Sitzen bietet.

Höhenverstellbare Büromöbel

Überzeugen Sie Ihren Chef, höhenverstellbare Büromöbel anzuschaffen. Dies fördert die Gesundheit der Mitarbeiter und damit auch die Arbeitskraft.

Ein zweifellos eleganteres Konzept als die bloße Bereitstellung von Bedarfssitzen ist die Umwandlung eines reinen Steharbeitsplatzes in einen Steh-/Sitzarbeitsplatz. Das ist häufig mit überschaubarem Aufwand zu realisieren.
Moderne Büromöbel ermöglichen nicht nur dynamisches Sitzen auf Bürostühlen, sondern bieten vielfältige Anreize für dynamisches Stehen. Höhenverstellbare Arbeitstische, Stehpulte oder Bistrotische bringen wohltuende Bewegung in Büros. Modulartig können die Möbel flexibel und schnell variationsreich verändert werden.

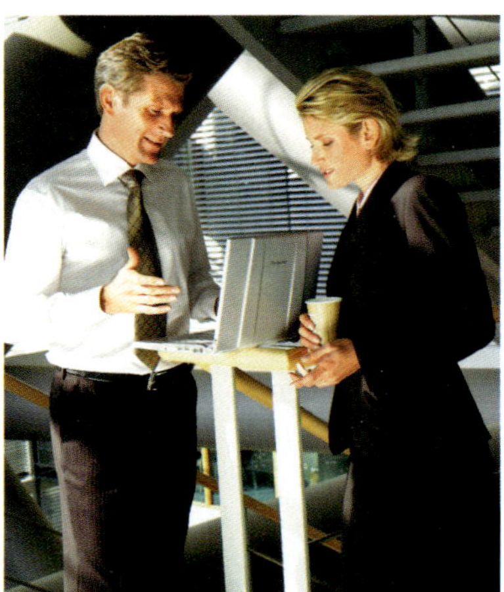

Einsatz von Stehhilfen

Obgleich in die Arbeitsplatzgestaltung mittels Sitzecken oder Steh-/Sitzkombinationen schon Bewegung gekommen ist, gibt es reine Steharbeitsplätze, an denen ständig stehend gearbeitet werden muss. Damit solche Arbeitsbedingungen langfristig ohne gesundheitliche Schäden überstanden werden können, sind sogenannte Stehhilfen unverzichtbar.
Stehhilfen sind höher als normale Bürostühle, haben eine relativ kleine, in der Neigung verstellbare Sitzfläche und können leicht am Arbeitsplatz verschoben werden. Sie bestehen entweder aus einer zentralen Säule mit einem größeren Fuß oder aus zwei Stützen, vergleichbar mit dem Bauprinzip einer Stehleiter. Gemeinsam ist allen, dass sie eine Körperhaltung zwischen Sitzen und Stehen ermöglichen. Bei Betroffenen, die Stehhilfen nutzen, lasten bis zu 60 Prozent des Körpergewichts nicht mehr auf den Beinen und Füßen, sondern auf der Stehhilfe. Das schont Kreislauf, Gelenke, Bänder und Sehnen und ermöglicht das dynamische Aufrichten der Wirbelsäule.

Einsatz von Fußmatten

Wer lange steht, wird eher müde. Wer allerdings nicht darauf achtet, worauf er steht, ermüdet noch schneller. Das jedenfalls hat eine

Tipps für den Einsatz von Stehhilfen

- Werfen Sie einen Blick auf den geplanten Einsatzort, bevor Sie nach einer Stehhilfe Ausschau halten: Ist dort genügend Platz für Füße, Beine und eine Stehhilfe?
- Die Stehhilfe sollte ausreichend standsicher, bequem und ergonomisch gestaltet sein.
- Die Abstützfläche sollte höhenverstellbar sein, damit Ihre Füße vollflächig auf den Boden gestellt werden können. In der Regel sind für die Höhe der Sitzfläche zwischen 65 und 80 Zentimeter ausreichend.
- Die Abstützfläche sollte nicht weniger als 15 Zentimeter tief und Ihnen zugeneigt sein – dafür ist ein Neigungswinkel zwischen 15 und 30 Grad Voraussetzung. Achten Sie darauf, dass die Abstützfläche mit einer Rundung von ca. 60 Millimetern in die Vorderkante übergeht, sonst drohen unangenehme Druckstellen.
- Die Stehhilfe sollte über eine Rückenlehne oder Gesäßabstützung verfügen, damit Sie eine spannungsfreie Körperhaltung einnehmen können.
- Alle Bedienelemente sollten einfach auffindbar, leicht verständlich und leichtgängig sein.
- Damit Stehhilfe und Tisch ergonomisch gut zueinander passen, sollte der Tisch höhenverstellbar sein. Je nach Tätigkeit sind dafür Verstellmöglichkeiten von 68 bis 118 Zentimeter notwendig.

Studie der Bundesanstalt für Arbeitsschutz und Arbeitsmedizin ergeben, die den Einfluss elastischer Bodenbeläge auf die Stehbelastung untersucht hat. Danach verringern elastische Bodenbeläge an Steharbeitsplätzen die körperliche und geistige Ermüdung; sie schonen die Gelenke und die Wirbelsäule. Darüber hinaus sind sie gut gegen kalte Füße.
Sicherlich haben Sie auch schon die Erfahrung gemacht, dass langes Stehen auf nacktem Beton unangenehm ist. Betonboden ist hart, glatt und kalt. Das Stehen auf rutschhemmenden Belägen mit ausreichender Wärmedämmung, die leicht federn und nachgiebig sind, ist viel angenehmer. Wo diese Böden bei der Planung des Arbeitsplatzes nicht bedacht wurden, können elastische Arbeitsplatzmatten weiterhelfen, die nachträglich für mehr Behaglichkeit und Federung sorgen. Erkundigen Sie sich bei dem Einkäufer in Ihrem Betrieb. Er hat evtl. Kataloge mit entsprechenden Produkten.

Eigentlich könnte man vermuten, dass es keinen Unterschied macht, ob man auf Beton oder Holz steht. Die Erfahrungen zeigen aber, dass dauerhaftes Stehen auf diesen Materialien sehr unterschiedlich ist. Das Stehen auf einem Holzboden ist viel angenehmer als das auf einem Betonboden.

Fußgymnastik

Vielleicht fragen Sie sich an dieser Stelle, warum Füße eine spezielle Fußgymnastik benötigen? Dass dem Rücken regelmäßige Wirbelsäulengymnastik guttut, ist Ihnen hingegen sicherlich bekannt, und vielleicht sind Sie daher auch bereits fleißig am Üben.

Die Füße allerdings werden oft wie „Stiefkinder" behandelt. Dabei sind die positiven Wirkungen einer regelmäßigen Fußgymnastik vergleichbar mit denen eines Rückentrainings. Sie soll die Muskeln kräftigen und dehnen und die Gelenke geschmeidig und beweglich halten.
Mit den nachfolgenden Fußübungen können Sie Ihre bisherige Gymnastik für den Rücken erweitern und Ihre Füße in das Übungsprogramm integrieren.

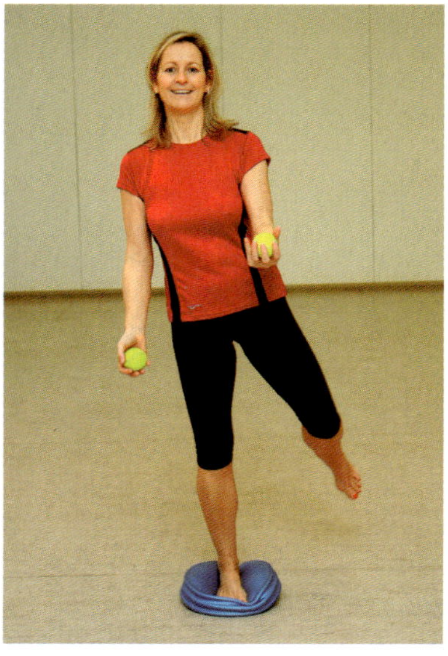

Fußgymnastik fördert das Gleichgewichtsgefühl. Ein positiver Nebeneffekt: Die Körperhaltung verbessert sich.

Bedeutung der Fußgymnastik

Für die Gesundheit der Füße haben die Fuß- und Beinmuskeln eine große Bedeutung. Die erstaunlichen Leistungen der Füße können nur erbracht werden, wenn ein harmonisches Zusammenspiel dieser Muskelgruppen gegeben ist. Denn einseitig ausgebildete Muskeln stören die Funktion der Füße.
Natürlich ist es für unsere Füße am besten, wenn wir sie im Alltag möglichst vielfältig und abwechslungsreich benutzen. Dieser Wunsch ist aber in unserer zivilisierten Umwelt meist nicht zu erfüllen. Die Arbeitswelt bringt es oft mit sich, dass wir unsere Füße über Stunden, Tage, Wochen oder gar Jahre einseitig belasten. Wir stehen, gehen und laufen zudem meistens auf harten Böden.
Diese negativen Begleiterscheinungen unserer modernen Zivilisation können wir durch spezielle Gymnastikprogramme für die Füße ausgleichen. Fußübungen dienen der Kräftigung und Dehnung wichtiger Fuß- und Beinmuskeln.

Spezielles Gymnastikprogramm für die Füße

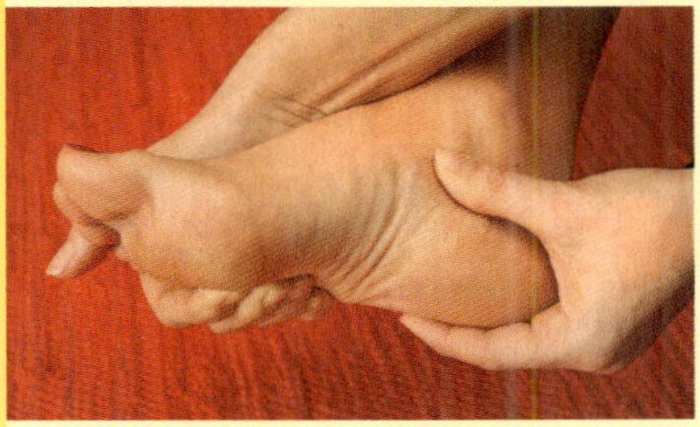

1. Fußmassage: Massieren Sie mit beiden Händen sanft Ihre Fußsohlen, und verwringen Sie „spiralartig“ sanft Ihre Füße. (60 Sekunden)

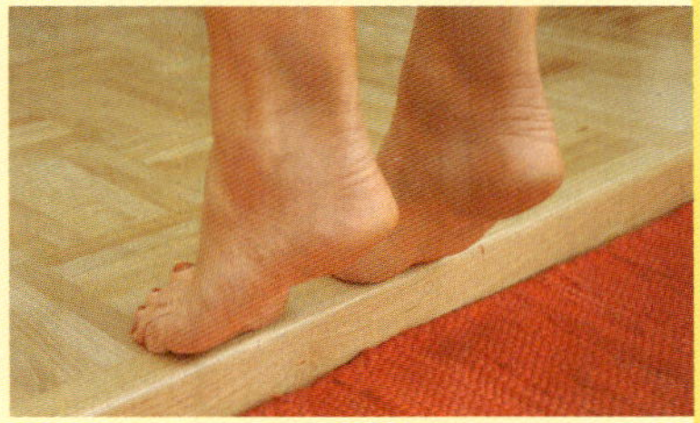

2. Fersen heben und senken: Stellen Sie sich mit beiden Füßen auf eine Kante oder Stufe. Heben und senken Sie im Wechsel Ihre Fersen. (10 Wiederholungen)

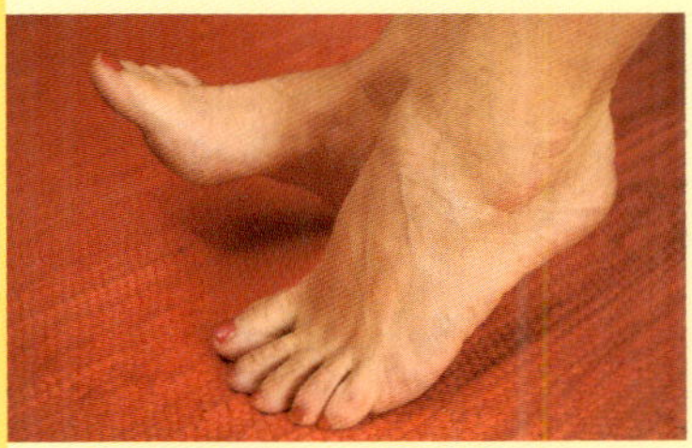

3. Wechselseitiger Fersen- und Zehenstand: Bewegen Sie einen Fuß in den Zehenstand und den anderen in den Fersenstand. Wechseln Sie fortlaufend die Fußstellungen. (10 Wiederholungen)

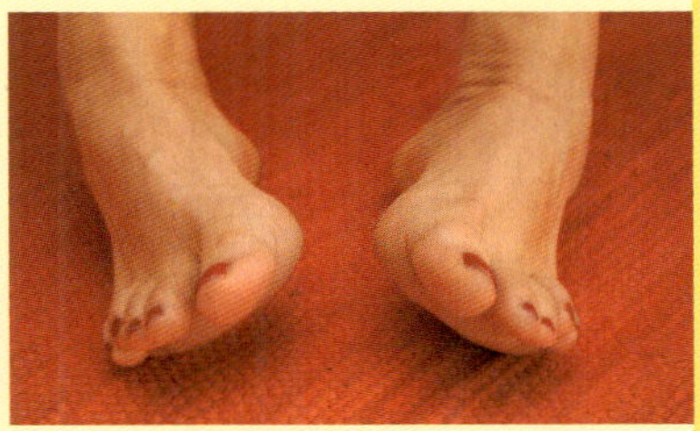

4. Fußinnen- und Fußaußenkanten anheben: Heben Sie abwechselnd die Fußinnen- und Fußaußenkanten an. Die Knie bewegen sich dabei möglichst wenig. (10 Wiederholungen)

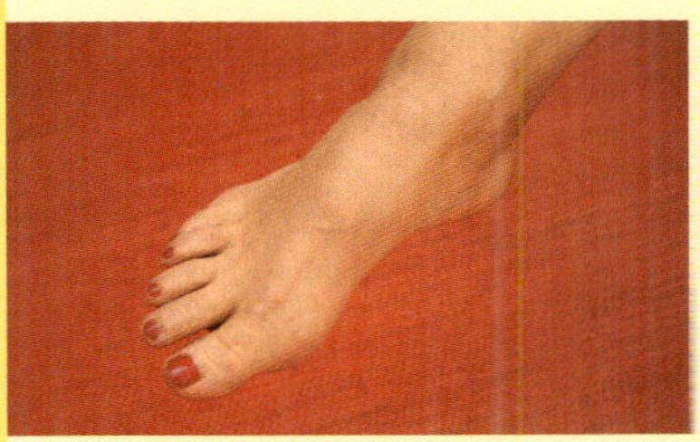

5. Großzehenseite heben und senken: Ziehen Sie im Wechsel die Großzehenseite nach oben und anschließend nach unten. Dabei wird der Fuß gebeugt bzw. gestreckt. (10 Wiederholungen)

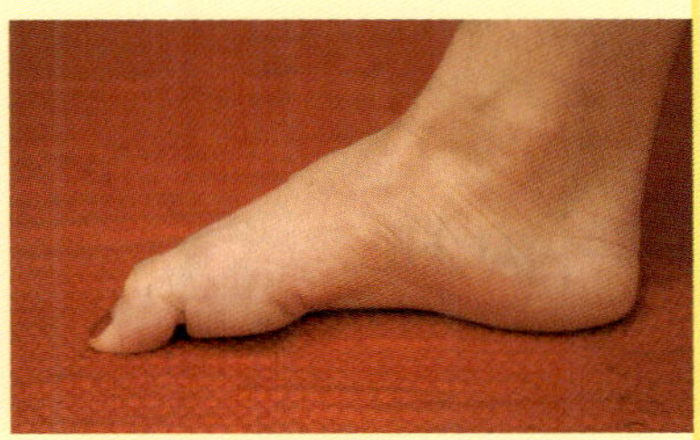

6. Längsgewölbe hochziehen: Ziehen Sie die Innenkante (Längsgewölbe) Ihres Fußes hoch. Die Zehen, Fußaußenkanten und Fersen bleiben dabei auf dem Boden. (10 Wiederholungen)

Ziehen Sie zum Üben Ihre Schuhe aus, und lassen Sie die Fußgymnastik möglichst in Ihren Alltag einfließen (z. B. beim Fernsehen oder Zähneputzen).

Bleiben Sie beim Üben entspannt und beenden Sie bei auftretenden Schmerzen die Übung.

Spezielles Gymnastikprogramm für die Füße

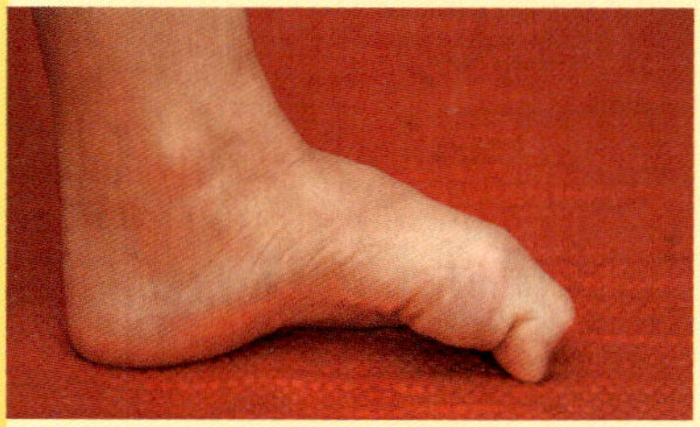

7. Raupengang: „Krabbeln" Sie mit Ihren Füßen nach vorn und anschließend wieder zurück. Die Bewegung erfolgt durch das Beugen und Strecken der Zehen. (5 Wiederholungen)

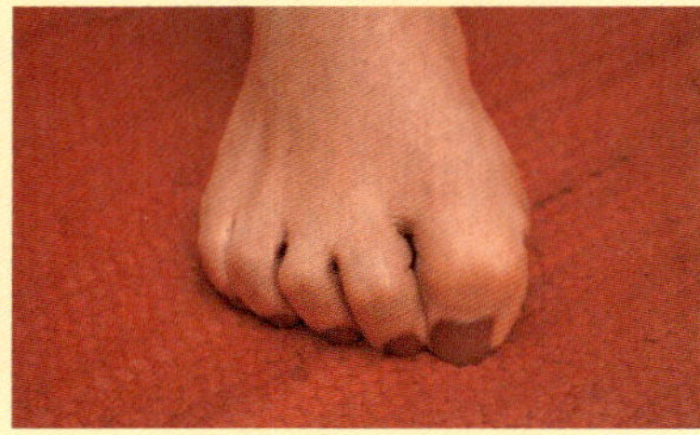

8. Zehen krallen und spreizen: Krallen und spreizen Sie abwechselnd die Zehen beider Füße. Die Fußsohlen bleiben die ganze Zeit über auf dem Boden. (10 Wiederholungen)

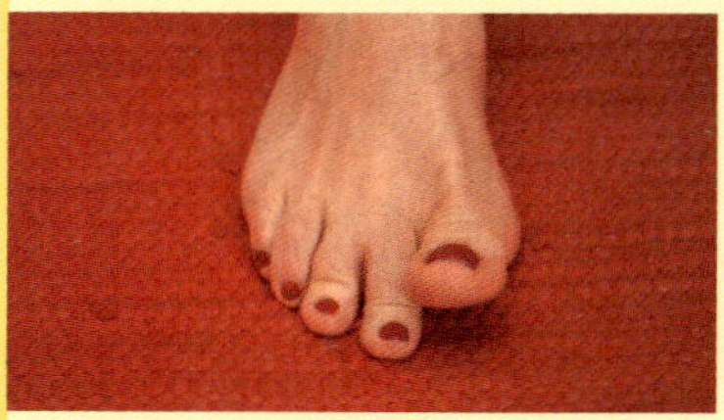

9. Großzehe heben und senken: Heben Sie die Großzehe an und lassen Sie dabei die anderen vier Zehen auf dem Boden stehen. Senken Sie anschließend die Großzehe und heben Sie die anderen vier Zehen an. (10 Wiederholungen)

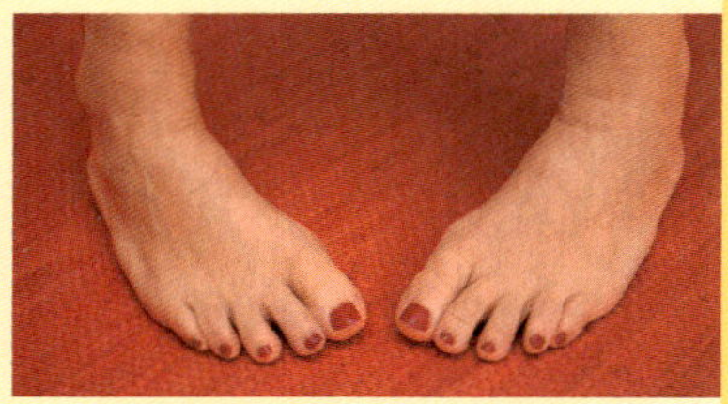

10. Fersen auseinanderschieben: Stellen Sie beide Füße und Knie eng zusammen. Schieben Sie nun langsam beide Fersen auf dem Boden nach außen. Die Fußspitzen und Knie bleiben dabei zusammen. (10 Wiederholungen)

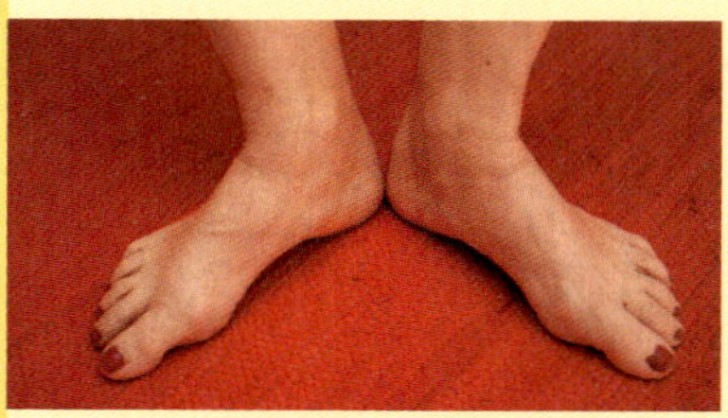

11. Fußspitzen auseinanderschieben: Stellen Sie beide Füße und Knie eng zusammen. Schieben Sie nun langsam beide Fußspitzen auf dem Boden nach außen. Die Fersen und Knie bleiben dabei zusammen. (10 Wiederholungen)

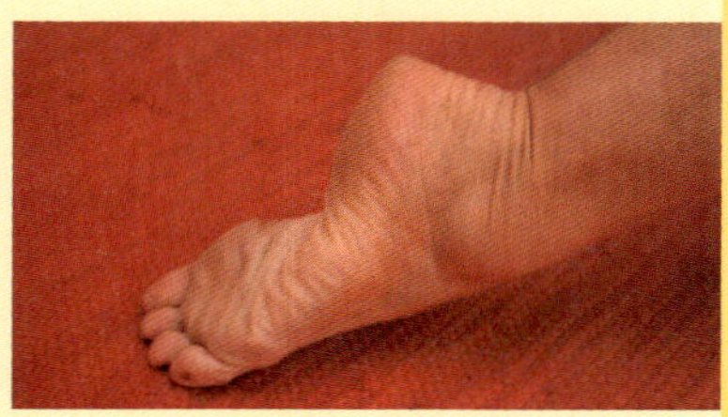

12. Fußrückendehnung: Setzen Sie sich auf einen Stuhl, und schieben Sie ein Bein mit gestrecktem Fuß nach hinten neben den Stuhl. Drücken Sie nun den Fußrücken kräftig in Richtung Boden. (30 Sekunden je Seite)

Fußgymnastik für zwischendurch

Es ist nicht notwendig, täglich ein umfangreiches Übungsprogramm für die Füße zu absolvieren. Mindestens so wertvoll ist Ihre Bereitschaft, Übungen für die Füße in den normalen Alltag einfließen zu lassen. Entwickeln Sie allmählich ein normales Bedürfnis nach Fußbewegungen für zwischendurch.

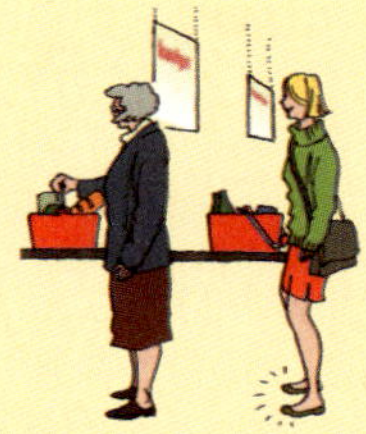

3. In der Warteschlange: Bewegen Sie Ihre Zehen vielfältig in Ihren Schuhen. Stellen Sie sich vor, Sie würden mit den Zehen ein Klavierstück spielen.

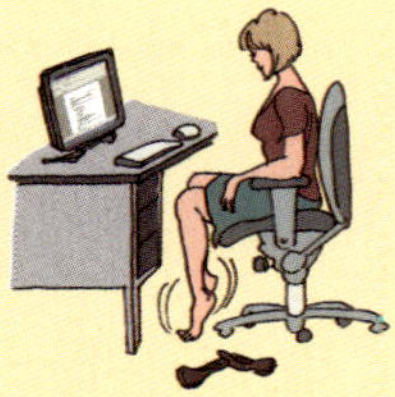

1. Am Bildschirmarbeitsplatz: Bewegen Sie Ihre Füße abwechselnd von den Fersen- in den Zehenstand. Ziehen Sie nach Möglichkeit dabei Ihre Schuhe aus.

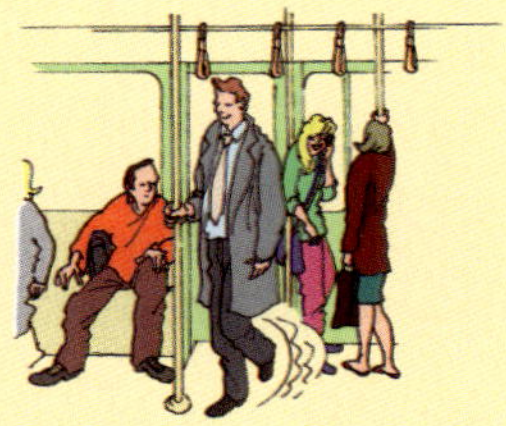

4. In der Straßenbahn: Seien Sie nicht genervt, falls Sie in den öffentlichen Verkehrsmitteln keinen Sitzplatz finden. Nutzen Sie die Gelegenheit für anspruchsvolle Gleichgewichtsübungen. Wie lange können Sie im Einbeinstand stehen bleiben?

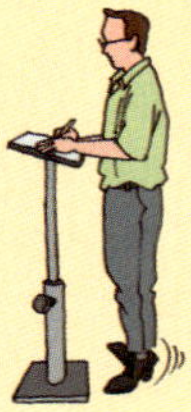

2. Am Stehpult: Auch hier können Sie während der Arbeitszeit oder in Pausen beliebige Übungen aus der Fußgymnastik auswählen.

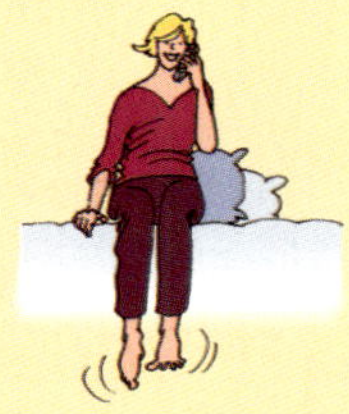

5. Beim Zähneputzen oder Telefonieren: Diese Tätigkeiten führen Sie wahrscheinlich täglich einige Minuten bis Stunden aus. Die Kombination der Alltagsbeschäftigungen mit Übungen trainiert nicht nur Ihre Füße, sondern Sie sparen auch Zeit.

Koordinationstest für die Füße

Testen Sie die Koordinationsfähigkeit Ihrer Füße. Je mehr Übungen Sie schaffen, desto besser. Übrigens können Sie diesen Test auch regelmäßig wiederholen und auf diese Weise die Koordinationsfähigkeit schulen. Sie werden sehen: Nach einiger Zeit wird er Ihnen zunehmend besser gelingen. Übung macht den Meister!

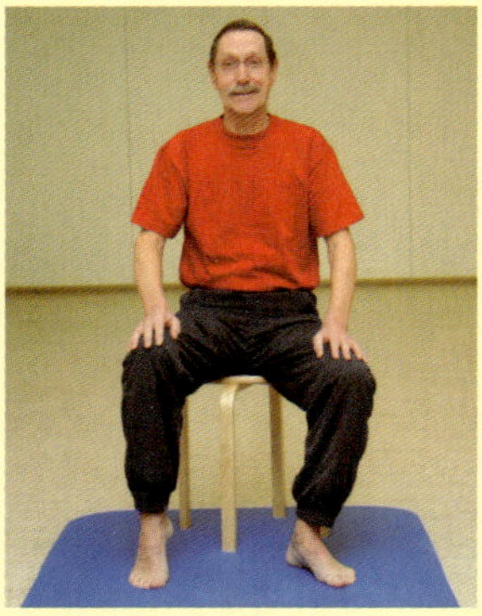

1. Test: Bewegen Sie Ihren rechten Fuß abwechselnd in den Zehen- und Fersenstand. Heben Sie gleichzeitig die linke Fußspitze nach rechts und links. Wiederholen Sie die Übung anschließend mit der anderen Seite. Bewegen Sie also Ihren linken Fuß abwechselnd in den Zehen- und Fersenstand und heben Sie gleichzeitig die rechte Fußspitze nach rechts und links.

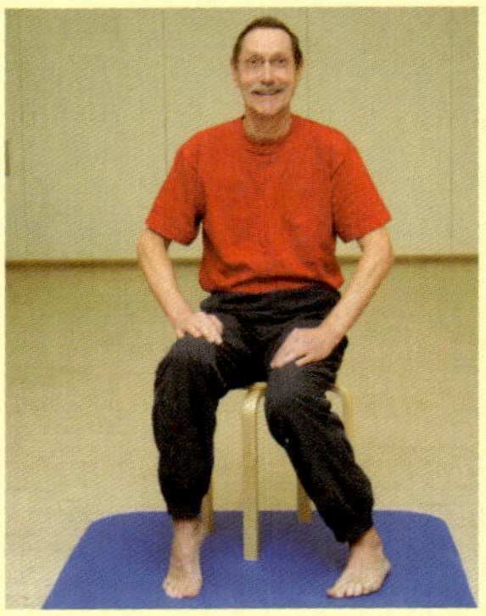

2. Test: Bewegen Sie Ihren rechten Fuß abwechselnd in den Zehen- und Fersenstand. Heben Sie gleichzeitig die linke Ferse nach rechts und links. Wiederholen Sie den Test mit der anderen Seite.

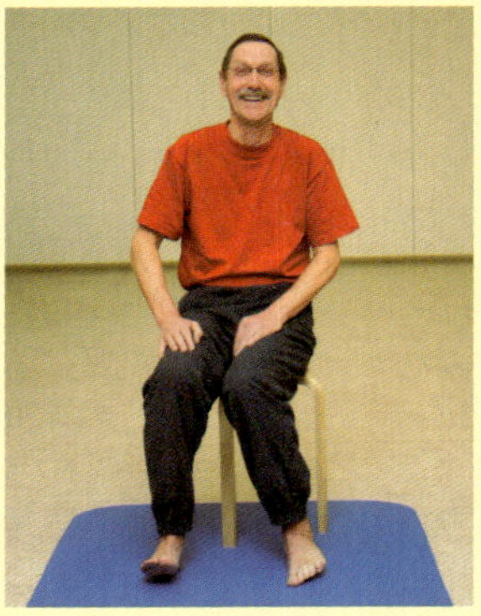

3. Test: Bewegen Sie Ihren rechten Fuß abwechselnd in den Zehen- und Fersenstand. Heben Sie gleichzeitig im Wechsel die linke Fußinnen- und Fußaußenkante an. Wechseln Sie anschließend die Seite. Bewegen Sie also Ihren linken Fuß abwechselnd in den Zehen- und Fersenstand und heben Sie gleichzeitig im Wechsel die rechte Fußinnen- und Fußaußenkante an.

Körperliche Aktivitäten

Die positiven Wirkungen regelmäßiger körperlicher Aktivität wurden in den vergangenen Jahren eindrucksvoll belegt. Die tägliche, 30-minütige körperliche Belastung, bei der Sie etwas außer Atem kommen und leicht schwitzen, steigert deutlich Ihren allgemeinen Gesundheitszustand. Gesundheitsorientierte Sportmediziner empfehlen nicht mehr stundenlanges schweißtreibendes Training an Maschinen, sondern geben moderater körperlicher Belastung den Vorzug. Ohne Zweifel trainieren körperliche Aktivitäten auch Ihre Fußmuskeln und sind daher zur Förderung Ihrer Fußgesundheit besonders gut geeignet.

Auch im Alltag können Sie etwas für Ihre Fitness und damit für die Gesundheit Ihre Füße tun.

- Steigen Sie Treppe, anstatt den Fahrstuhl oder die Rolltreppe zu benutzen.
- Nehmen Sie sich Zeit für einen täglichen Spaziergang in der Mittagspause oder nach dem Abendessen.
- Erledigen Sie die Gartenarbeit oder den Hausputz gemeinsam mit Ihrer Familie oder Freunden anstatt die Arbeiten an einen Dienstleister zu vergeben.
- Planen Sie einen Aktivurlaub mit dem Fahrrad. Viele Urlaubsregionen im In- und Ausland haben sich auf die Bedürfnisse von Radfahrern eingestellt und können ein hervorragend ausgebautes Radwegenetz vorweisen.

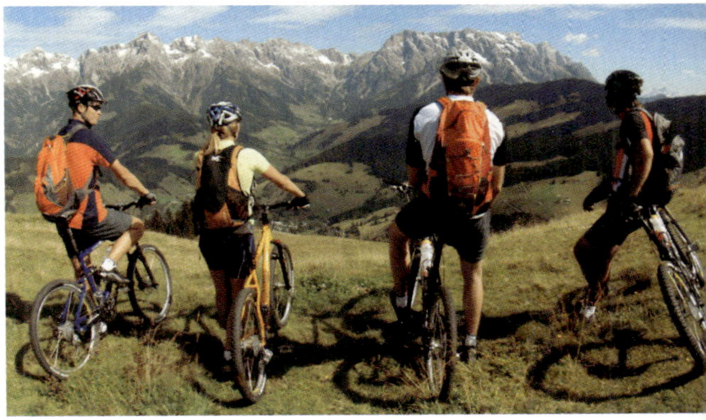

- Genießen Sie die unvergesslichen Eindrücke und Erlebnisse einer mehrtägigen Wandertour – ganz nach dem Motto „von Hütte zu Hütte". Beispielsweise ist die Wanderung auf Pilgerwegen in Mode gekommen.
- Besorgen Sie sich auf der nächsten Versteigerung ein gebrauchtes Fahrrad. Stellen Sie dieses Rad für den täglichen Gebrauch direkt vor Ihre Haustür. So können Sie kurze Wege, z. B. für das Brötchenkaufen, mit dem Rad statt mit dem Auto zurücklegen.

Top 10 der Sportarten für Ihre Füße

Jeglicher moderat ausgeübter Sport ist für Ihre Füße besser als Nichtstun. Trotzdem ist es sinnvoll,

Füße und Übergewicht

Sport und körperliche Bewegung trainieren nicht nur Ihre Füße, sondern helfen auch dabei, Übergewicht vorzubeugen. Bedenken Sie, dass Ihre Füße Sie ein Leben lang tragen müssen. Jedes Stehen und Gehen belastet die Knochen, Gelenke, Bänder, Muskeln und Sehnen.
Und jeder weiß: Je mehr Gewicht oder Last wir zu tragen haben, desto schwerer fällt dies. Übergewicht ist eine ständige Belastung oder gar Überlastung für unseren Körper und besonders für die Füße. Vorzeitige Belastungsschmerzen oder Degenerationen mit Arthrose sind daher bei sehr vielen Betroffenen zu erwarten.

Wählen Sie bei Übergewicht eher Sportarten aus, bei denen Ihre Füße etwas entlastet werden, wie z. B. Schwimmen oder Radfahren.

beim Sporttreiben die spezifischen Fußbelastungen nicht aus dem Auge zu verlieren. Man kann nicht sagen, dass es Sportarten gibt, die grundsätzlich schädlich für unsere Füße sind. Es kommt immer darauf an, welche individuellen Voraussetzungen die Sporttreibenden mitbringen. So sollten übergewichtige Menschen nicht unbedingt mit langen Ausdauerläufen beginnen und Personen mit Arthrosen in den Sprunggelenken leichtathletische Sprünge als Lieblingssport auswählen.
Die folgende Tabelle soll Ihnen als Hilfestellung dienen, falls Sie mit ihren Füßen häufiger Beschwerden haben und trotzdem gern Sport treiben möchten.

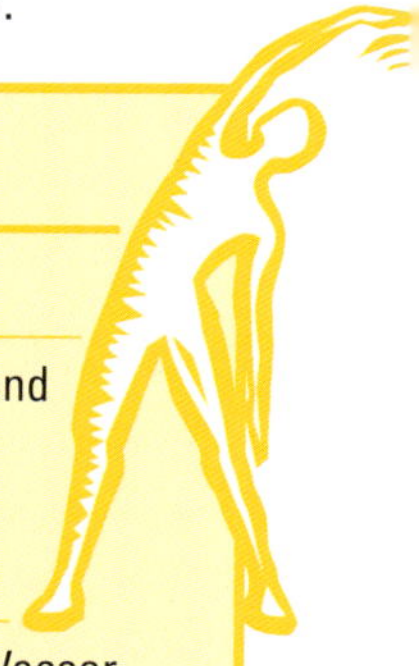

Das bringen Aerobic, Walking & Co.

Sportart	**Vorteile für Ihre Füße**
Aerobic, Steppaerobic	• intensives, dynamisches Training der Fuß- und Beinmuskeln • abwechslungsreicher Wechsel zwischen Kraft-, Dehn- und Koordinationsübungen
Aquafitness	• Entlastung der Füße durch den Auftrieb im Wasser • vielfältiger Einsatz der Fußmuskeln, da sie nicht durch Schuhe eingeengt sind
Inlineskaten	• Schonung der Fuß-, Knie- und Hüftgelenke • Training der Fuß- und Beinmuskeln durch die dauerhafte Ausbalancierung der Füße auf den Rollen

Das bringen Aerobic, Walking & Co.

Sportart	Vorteile für Ihre Füße
Klettern	ideales Training für die fußgewölbeunterstützenden Muskeln durch anspruchsvolle Greif- und Halteübungen
Nordic Walking, Walking, Wandern	• aktiver Fußeinsatz, der Fuß kann gut abgerollt werden • schonender Einsatz der Füße, da bei diesen Sportarten mindestens ein Fuß Bodenkontakt hat und somit keine Flugphase vorhanden ist, wie z. B. beim Joggen
Schwimmen	• vgl. Aquafitness • je nach Schwimmstil unterschiedlicher Einsatz der Füße (gestreckte Füße beim Kraulen, angewinkelte Füße beim Brustschwimmen)
Skilanglauf	• Schonung der Füße durch das Gleiten der Skier auf dem Schnee • intensives Training der Fuß- und Beinmuskeln, insbesondere in der Abstoßphase • muskuläre Stabilisierung der Füße durch deren fortwährende Ausbalancierung
Tanzen: Standardtanz, lateinamerikanische Tänze, Jazzdance	• intensives, dynamisches Training der Fuß- und Beinmuskeln durch den speziellen Einsatz der Füße, z. B. bei der Samba, oder das häufige Heben und Senken des Körpers, etwa beim langsamen Walzer • Training der Balance- und Gleichgewichtsfähigkeit durch verschiedene Figuren
Radfahren	• angenehme Entlastung der Füße, da der größte Teil des Körpergewichts von Sattel und Lenker getragen wird • Training wichtiger Beinmuskeln • Bewegung der Fuß-, Knie- und Hüftgelenke ohne Belastung
Windsurfen	Stärkung der Fuß- und Beinmuskeln durch die wichtige Steuerungsfunktion der Füße beim Surfen; durch deren gezieltes Beugen, Strecken und Drehen kann das Brett in die richtige Position gebracht werden

Achten Sie bei allen Sportarten auf die Signale Ihres Körpers. Schmerzende Füße sind Warnzeichen und dürfen nicht einfach ignoriert werden.

Fußmassage

Die Massage der Füße kann entweder als gezielte therapeutische Maßnahme oder als muskellockernde, entspannende Wohlfühlmassage eingesetzt werden. Die Wirkungen der therapeutischen Massage sind in erster Linie die Förderung des Lymphflusses und der arteriellen Durchblutung sowie die Beeinflussung der Muskelspannung.

Bitte beachten Sie, dass die Fußmassage nicht für alle Personen geeignet ist. Besser darauf verzichten sollten Sie, wenn

- Sie unter einer tiefen Beinvenenthrombose leiden. Sie ist von einem Physiotherapeuten durch Tasten spezieller Druckpunkte auszuschließen.
- eine extreme arterielle Minderdurchblutung vorliegt. Dieser Zustand ist durch das Ertasten des arteriellen Pulses am Fuß auszuschließen.
- frische Operations- und Transplantationswunden am Fuß bestehen.
- akut entzündlich-eitrige Hautkrankheiten in der Fußregion vorliegen.
- eine ausgeprägte Nervenschädigung, z. B. durch Diabetes, besteht.

Eine Fußmassage fördert die Sensibilität Ihrer Füße, wodurch der Informationsfluss zwischen den Füßen und dem Gehirn verbessert wird.

Natürlich ist es viel entspannender und wirkungsvoller, wenn die Fußmassage von einer speziell ausgebildeten Person ausgeführt wird. Leider ist man aber nicht immer in der glücklichen Lage, eine professionelle Behandlung bekommen zu können. Dann hilft nur eines: Entweder Sie lassen

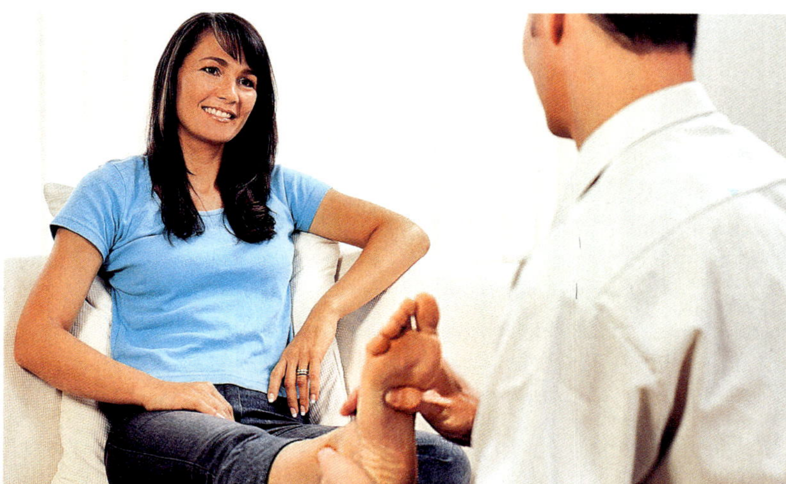

sich von einem Angehörigen oder Freund verwöhnen oder Sie legen selbst Hand an.

Vor der Massage

Wählen Sie für die Massage eine angenehme Raumtemperatur. Es darf eher etwas wärmer als zu kalt sein. Für die Fußmassage benötigen Sie ein Gleitmittel, insbesondere wenn Ihre Haut trocken und spröde ist. Sie können zwischen Öl, Lotion, Creme oder Pulver auswählen. Geben Sie das Gleitmittel zunächst in Ihre Handfläche und verteilen Sie es dann durch sanfte Streichung auf Ihrer Haut. In Anlehnung an die klassische Massage können Sie am rechten Fuß beginnen und sich zum rechten Unterschenkel hoch arbeiten. Im Zehenbereich sollten Sie zarte Griffe und im Unterschenkelbereich kräftigere, streichende Griffe einsetzen.

Massagegriffe

Im Folgenden erhalten Sie eine Übersicht über die wichtigsten Massagegriffe, die Sie stets nach Bedarf und Gefühl abwandeln können.

Streichung

Die Streichung steht am Anfang und Schluss einer Massage. Sie wird als muskelentspannender Griff angewandt. Dabei werden die Hände und Finger flach aufgelegt. Die Hände sollten langsam über die Haut gleiten, ohne dass sich diese rötet oder Wärme entwickelt. Dieser Massagegriff sollte überwiegend von den Zehen ausgehend in Richtung Knie ausgeführt werden.

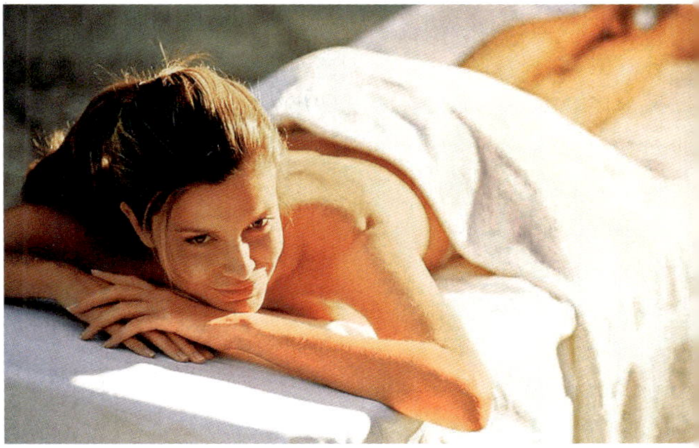

Reibung

Die Streichung geht in die Reibung über, wenn Sie die Intensität steigern möchten. Sie wird über den Muskeln als durchblutungsfördernde Massage mit halbgeballter Faust ausgeführt. Die Reibung führt zu einer sichtbaren Rötung der Haut.

Klopfung

Die Klopfung ist eine noch deutlicher anregende Massage. Wird sie hart, intensiv und schnell ausgeführt, steigert sie die Durchblutung und erhöht die Muskelspannung. Am besten klopft man die Füße mit der Handkante am Fußrücken oder auch an der Fuß-

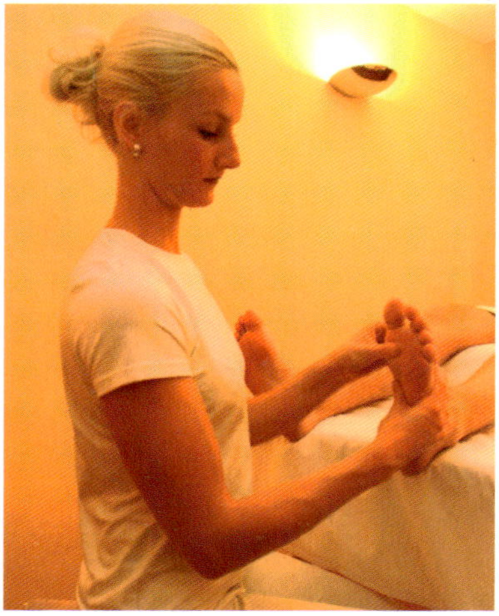

sohle. Varianten der Klopfung sind Hakungen und Klatschungen. Bei Hakungen werden die Muskeln mit den Handkanten beider Hände schräg oder quer zur Muskelrichtung massiert. Klatschungen werden mit der flachen Hand über größere Muskelflächen ausgeführt und sind meist sehr laut.

Durch die gleichmäßigen Knetbewegungen kommen gereizte Nerven wieder zur Ruhe, und das Gewebe entspannt sich.

Knetung

Dieser Massagegriff ist der wichtigste der klassischen Massage am Fuß und Unterschenkel. Dabei wird die Muskulatur entweder zwischen Daumen, Zeige- und Mittelfinger oder mit der ganzen Hand gefasst und geknetet. Größere Muskelgruppen (z. B. an der Wade) können mit der Zweihandknetung bearbeitet werden. Dabei wird der Muskel mit der geöffneten Hand aufgenommen, angehoben und von einer Hand in die andere abgegeben, wie beim Kneten eines Teigs.

Knetgriffe werden vor allem verwendet, um Verspannungen zu lösen. Sie wirken auf die Muskulatur und das Unterhautbindegewebe und verbessern die Durchblutung.

Zirkelungen

Eine besonders angenehme entspannende Griffart stellen die Zirkelungen dar. Dabei werden mit den Fingerkuppen feine rhythmische Kreise gezogen. Zirkelungen über die Zehen sind ein Genuss für Menschen, die durch ungeeignete Schuhe Druckstellen im Vorderfußbereich bekommen haben.

Nach der Massage

Nehmen Sie sich nach der Massage noch einige Minuten Zeit, in Ihre Füße hineinzufühlen, hineinzuspüren oder hineinzutasten. Deren bewusste Wahrnehmung steigert das Wohlbefinden und Ihre Sensibilität für diesen Körperteil. Betrachten Sie die Fußmassage als eine willkommene Auszeit vom Alltagsstress.

Fußreflexzonenmassage

Die Fußreflexzonenmassage beruht auf der Annahme, dass alle Regionen des Körpers, auch innere Organe, eine Entsprechung an den Füßen haben und dass man durch Massage dieser Stellen Einfluss auf diese Organe nehmen kann, z. B. auf deren Durchblutung. Ein naturwissenschaftlicher Beweis für diese Vermutungen existiert nicht, viele Menschen berichten jedoch über positive Erfahrungen mit dieser Therapie.

Die Organe und Gewebe des Körpers sind auf den Reflexzonen des Fußes und des Unterschenkels vertreten. Bei der Reflexzonenmassage kommt es über das Nervensystem „reflektorisch" zu einer geänderten Aktivität der jeweiligen Organe und somit meist zur Entspannung. Gleichzeitig wird die Durchblutung vermehrt, indem Botenstoffe aktiviert werden.

Je nach Stärke und Geschwindigkeit der Massage können dabei unterschiedliche Wirkungen erzielt werden:

- Die organaktivierenden Griffe sind schnell, in der Intensität wechselnd, kreisend und erzeugen eine Rötung auf der Haut.
- Die beruhigenden und aktivitätsmindernden Griffe sind ein regungsloses, gleichmäßiges Festhalten der betreffenden Region oder ein sanftes Kreisen gegen den Uhrzeigersinn.

Problemzonen (schmerzhafte Stellen und solche mit auffälligem Tastbefund) werden ausführlicher behandelt – wehtun sollte die Behandlung allerdings nicht. Grundsätzlich darf die Massage nicht mit dem Ziel, Krankheiten zu behandeln, angewendet werden. Es sollte in erster Linie eine Wohlfühlmassage sein, die zur allgemeinen Entspannung beiträgt.

Die positive Wirkung einer besonderen Art von Fußreflexzonenmassage können Sie z. B. beim Barfußgehen am Strand über Kieselsteine oder Muschelschalen erfahren. Das zunächst etwas schmerzhafte Gehen wird meistens schnell als eine erfrischende und wohltuende Massage der Füße wahrgenommen.

Fußmassage mit Hilfsmitteln

Neben der professionellen Massage besteht auch die Möglichkeit, sich durch den Einsatz von Hilfsmitteln eine Fußmassage zu

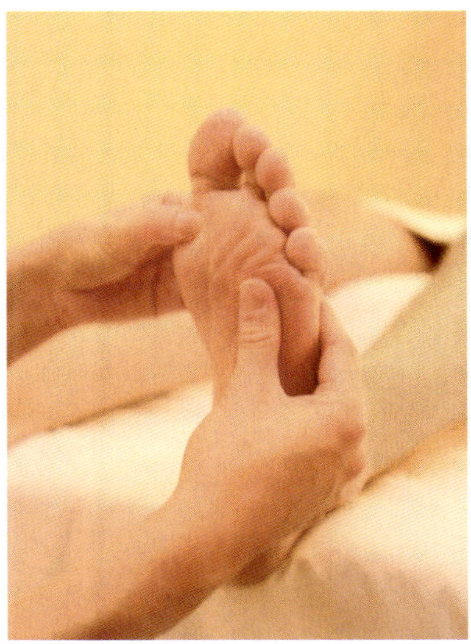

Vertrauen Sie bei der Fußreflexzonenmassage auf Ihr Körpergefühl. Falls Sie sich danach wohl und entspannt fühlen, fördert sie auch Ihre Gesundheit.

Ziehen Sie am Arbeitsplatz in der Mittagspause ruhig einmal Ihre Schuhe aus, und rollen Sie Ihre Füße über einen Tennis- oder Igelball.

gönnen. Evtl. besitzen Sie ja bereits einen Tennisball, Massageroller oder Igelball. Ziehen Sie Ihre Schuhe aus, und benutzen Sie eines dieser Geräte zur Massage Ihrer Füße. Entscheiden Sie selbst, wie intensiv und wie lange Sie Ihre Füße massieren möchten. Hierbei hat Ihr individuelles Wohlbefinden höchste Priorität.

Fußpflege

Für die Pflege des Gesichts und der Hände nehmen sich viele Menschen eine Menge Zeit und investieren viel Geld in Schminke, Cremes und Lacke. Diese intensive Sorgfalt erfahren die Füße leider nicht, obwohl sie die Pflege mindestens genauso nötig haben und ihr Aussehen durch ein regelmäßiges Verwöhnprogramm erheblich gesteigert werden kann.

Eine professionelle Hilfe durch medizinische Fußpfleger ist empfehlenswert. Achten Sie auf die berufliche Qualifikation der Dienstleister für Ihre Füße, z. B. durch eine Ausbildungs- oder Zertifizierungsurkunde der Deutschen Diabetes Gesellschaft.

Pflege der Haut

Auch die Haut unserer Füße braucht, ähnlich wie die der Hände, regelmäßige Pflege. Nicht nur kosmetische Aspekte sollten hier eine Rolle spielen. Die Haut stellt die Grenzfläche des Körpers zur Außenwelt dar. Sie muss vor Eindringlingen, wie Bakterien, schüt-

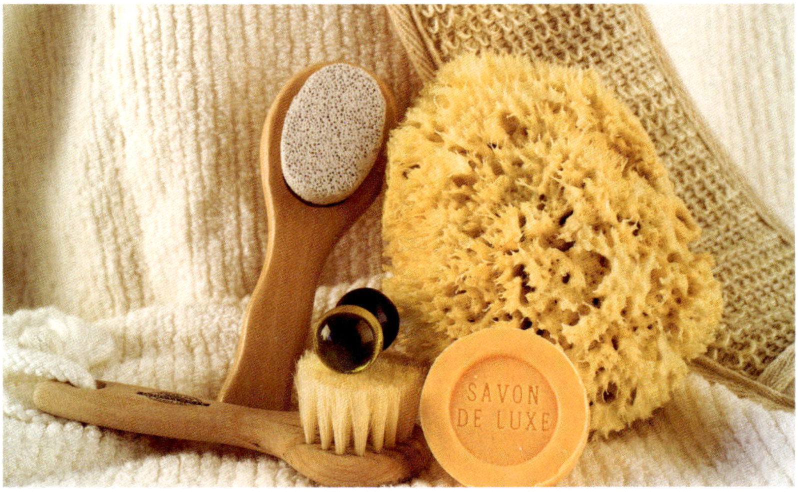

zen und temperatur- sowie flüssigkeitsausgleichend und mechanisch belastbar sein. Daher bitte Vorsicht bei der Entfernung von Hornhaut mit Bimsstein, Fußhobel oder gar Rasierklingen. Hornhaut entwickelt sich aus der normalen Haut zum Selbstschutz der Füße, besonders an Druckstellen. Sie darf nicht in jedem Fall vollständig entfernt werden.

Fußbäder

Zentraler Bestandteil der Fußpflege sind regelmäßige, ca. fünf- bis 20-minütige Fußbäder. Vor allem bei kühleren Wassertemperaturen und evtl. bei entsprechendem Badezusatz wirken sie anregend, beruhigend, durchblutungsfördernd oder erfrischend. Die Haut der Füße wird, insbesondere bei rauer und eingerissener Hornhaut, wieder geschmeidig. Ein Fußbad eignet sich zudem als ideale Vorbereitung für eine sich anschließende Haut- oder Nagelpflege.
Falls Sie unter besonderen Fußproblemen leiden, sollten Sie den Einsatz warmer Bäder mit Kräuterzusätzen testen.

- Ackerschachtelhalm hilft gegen Frostbeulen und wunde Füße.
- Kamille lindert Entzündungen oder Furunkel.
- Eine Mischung aus Kamille und Walnussblättern ergibt ein hervorragendes Mittel gegen Fußpilz.
- Haferstroh ist bei Rheuma und Gicht hilfreich.

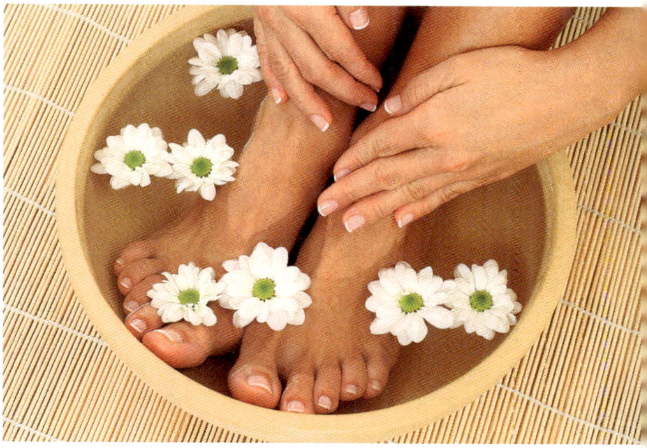

- Eichenrinde bekämpft Schweißfüße.

Nur in seltenen Fällen liegen Gründe dafür vor, auf ein Fußbad besser zu verzichten. Das ist z. B. bei bakteriellen Erkrankungen der Fall, die sich unter Wasseranwendung verschlimmern können.

Pflege bei kalten Füßen

Viele Menschen leiden unter kalten Füßen. Folgende Faktoren können dieses Problem bedingen:

- die nasskalte Jahreszeit,
- die Einengung des Fußes durch unzulängliche Schuhe (spitze Schuhe),
- das Tragen von Strümpfen aus synthetischen Materialien,
- Bewegungsmangel,
- Durchblutungsstörungen und
- Stoffwechselerkrankungen.

Zur Behandlung chronisch kalter Füße haben sich spezielle Fußbäder seit Jahrhunderten besonders bewährt. Dabei können unterschiedliche Bäder zum Einsatz kommen.

- Das warme Fußbad, insbesondere mit Salz, entspannt, wirkt durchblutungsfördernd, beruhigend und schlaffördernd. Eine Fußbadewanne oder ein ausreichend großes anderes Gefäß wird mit 37 bis 38 Grad warmem Wasser gefüllt, beide Füße werden etwa 15 Minuten darin gebadet. Beendet werden kann die Anwendung mit einem kurzen kalten Abguss.
- Das temperaturansteigende Fußbad eignet sich u. a. bei örtlichen, nicht entzündlichen rheumatischen Beschwerden. Die Technik des ansteigenden warmen Fußbads ist einfach. Füllen Sie die Fußbadewanne etwa 30 Zentimeter hoch mit ca. 37 Grad warmem Wasser. Stellen Sie beide Füße hinein, und gießen Sie heißeres Wasser (39 oder 40 Grad) langsam zu. Die Dauer des Bades beträgt fünf bis zehn Minuten. Gehen Sie anschließend ins vorgewärmte Bett oder ziehen Sie sich Wollsocken an.
- Das wechselwarme Fußbad hilft Menschen mit chronisch kalten Füßen und fördert die Aktivität der Blutgefäße. Bei diesem Bad wechseln sich ca. fünfminütige Warmphasen (36 bis 40 Grad) mit ca. 20 Sekunden dauernden Kaltphasen (ca. 18 Grad) ab. Nehmen Sie hierzu entweder zwei ausreichend große Gefäße oder Schüsseln oder setzen Sie die Füße in eine Badewanne und lassen abwechselnd warmes und kaltes Wasser zufließen. Den Abschluss bildet immer eine Kaltphase. Verstärkt werden kann die Wirkung des Fußbades noch durch Zusätze von Heilkräutern, wie z. B. Zinnkraut, Fichtennadel, Rosmarin, Lavendel sowie Salz.

Mit einem Fußbad tun Sie nicht nur Ihren Füßen, sondern auch Ihrem ganzen Körper etwas Gutes.

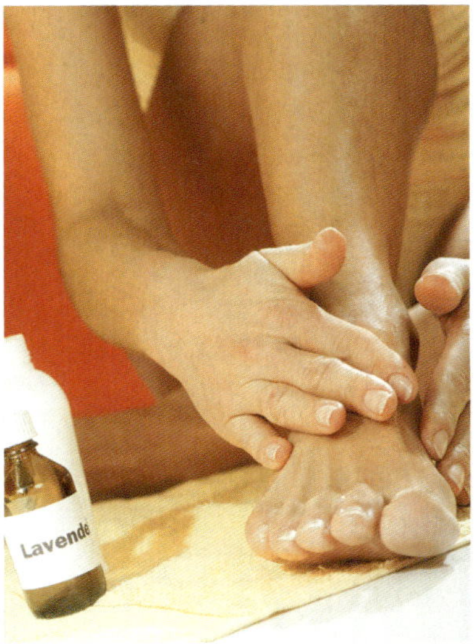

Fußpflegepräparate

Bei der Auswahl eines Pflegeproduktes sollten neben Ihrem individuellen Hauttyp weitere Aspekte berücksichtigt werden. So ist für eine extrem trockene Haut die Verwendung einer ausschließlich fettenden Creme nicht geeignet, da der Haut mehr Feuchtigkeit als Fett fehlt. Darüber hinaus ziehen

Wirkung verschiedener Präparate

Pflanzliche Wirkstoffe	Wirkungen für die Füße
Aloe vera	feuchtigkeitsspendend, regenerierend, beruhigend, reizmildernd
Arnika	anregend, wundheilend, entzündungshemmend
Hirschtalgcreme	bei Blasen, Druckstellen, Hornhaut, Schwielen, als Reibungsschutz
Kamille	entzündungshemmend, gegen Frostbeulen, bei Hautverletzungen
Kampfer	durchblutungsfördernd, desinfizierend
Lavendelöl	gegen Wunden, Pilze, Entzündungen, zur Entspannung
Nelkenöl	schmerzlindernd, muskelentspannend, durchblutungsfördernd
Ringelblume	entzündungshemmend, reinigend, heilend
Teebaumöl	bei fettiger Haut, Blasen, Fußpilz, Warzen, Wunden, Verbrennungen
Sonnenhut	zum Fetten der Haut, bei Verletzungen, bei trockener, gereizter und rissiger Haut
Wollfettcreme	Feuchtigkeitscreme, entzündungshemmend, wundheilend

stark fetthaltige Produkte meist schlecht ein, bewirken ein Hin- und Herrutschen im Schuh und verursachen dadurch einen unsicheren Stand.
Für die Fußpflege steht eine große Auswahl an Präparaten zur Verfügung, die oft pflanzliche Wirkstoffe enthalten.

Die häufigsten Störungen und krankhaften Veränderungen des Fußes können mit speziellen Pflegepräparaten gepflegt oder unterstützend behandelt werden. Dazu gehören folgende Beschwerden:

- trockene Haut,
- Schwielen,
- schmerzhafte Verhornungen sowie Hühneraugen,
- kalte Füße,
- heiße Füße,
- schwitzende Füße,

Gestalten Sie ein Fußbad so angenehm wie möglich. Kommen Sie einen Moment zur Ruhe, genießen Sie die Düfte und hören Sie dabei eine Entspannungs-CD.

- Haut- und Nagelpilz sowie
- eingewachsene Nägel.

Fragen Sie am besten einen medizinischen Fußpfleger, welche Präparate Ihnen weiterhelfen können.

Pflege der Zehennägel

Gepflegte Zehennägel sehen nicht nur gut aus, sondern unterstützen auch den gesunden Gebrauch der Füße.

Auch Nägel brauchen Pflege. Das macht sie nicht nur schön, sondern beugt zugleich Verletzungen, eingewachsenen Nägeln und damit sogar Pilzerkrankungen vor.

Richtig schneiden
Das Schneiden der Nägel ist ein wichtiges Thema im Rahmen der Fußpflege, bei dem auch viele Fehler gemacht werden können. Bei falscher Technik können schnell Verletzungen, Infektionen und schmerzhafte Entzündungen auftreten. Folgende Grundregeln sollten Sie beachten:

- Ein Nagel kann nur dann genau geschnitten werden, wenn die Schere nicht klemmt und geschliffen sowie stabil genug ist. Für die festeren Fußnägel eignet sich eine Nagelzange.
- Wichtig ist, dass der Nagel wirklich exakt geschnitten und nicht am Rand abgebrochen wird. Es dürfen auf keinen Fall scharfe Kanten und Spitzen an den Fußnägeln entstehen, da diese sich schmerzhaft in die Haut bohren und Hautverletzungen, also mögliche Eintrittspforten für Bakterien und Pilze, verursachen können.
- Nägel schneiden ist gut, Feilen ist im Zweifelsfall besser und schonender. Damit Nägel nicht einwachsen, dürfen sie nicht zu kurz geschnitten werden. Bevor man zu viel abschneidet, sollte man die Feinarbeit lieber mit einer Feile erledigen. Damit las-

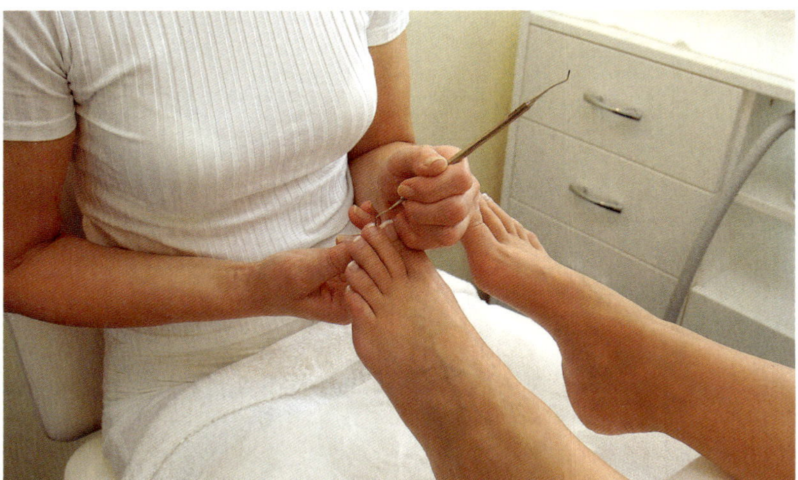

sen sich auch alle spitzen Ecken beseitigen. Wichtig: Nur in eine Richtung feilen, auf keinen Fall hin und her!

- Alle Instrumente müssen ständig gereinigt werden, damit sich Pilzsporen nicht vermehren können. Es ist besser, für Hände und Füße immer verschiedene Scheren zu verwenden.
- Das Nagelhäutchen schützt den Spalt zwischen Nagelplatte und Nagelfalz. Schneiden Sie es deshalb nicht, und schieben Sie es möglichst auch nicht zurück. Sonst können Krankheitserreger und Pilze eindringen.
- Nagel und Zehenkuppe sollten möglichst übereinstimmen. Schneiden Sie also Nägel nicht wesentlich länger, aber niemals kürzer als die Kuppen.
- Nagelschneiden erfordert Geduld, ein gutes Auge und eine sichere Hand. Wer einschneidet und den Nagelwall verletzt, schwächt die Abwehrkräfte und lockt Pilze und Bakterien an. Deshalb: im Zweifelsfall besser eine zweite Person um Hilfe bitten oder die Pflege von einer Fachkraft (medizinischer Fußpfleger, Podologe) durchführen lassen.

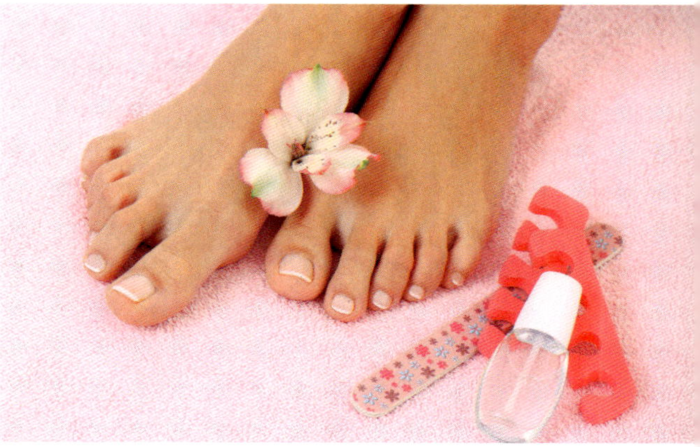

Eingewachsene Nägel

Es ist zunächst noch keine Katastrophe, wenn der Nagel einmal einwächst. Am Anfang kommt es meist nicht sofort zu einer Infektion. Wächst der Nagel aber über einen längeren Zeitraum hinweg immer wieder in die Haut ein, kann sich das Nagelbett entzünden und eitern.

Es ist wichtig, dass der Nagel an den Rändern nicht zu weit zurückgeschnitten wird. Wer zu stark kürzt, läuft Gefahr, dass die seitlichen Nagelränder besonders stark nachwachsen und sich nach einiger Zeit noch heftiger in die Haut schieben. Besser ist es, den Nagel möglichst gerade abzuschneiden und die natürliche Zehenform zu beachten. Ist der Nagel bereits entzündet, haben sich schon Bakterien in die Haut eingenistet. Deren Ausbreitung gilt es zu bekämpfen. Als erste Maßnahme zu Hause bieten sich desinfizierende Präparate, entzündungshemmende, kühlende Umschläge sowie entsprechende Bäder und Tinkturen an. Bei starken Entzündungen haben sich zusätzlich kühlend und abschwellend wirkende Umschläge be-

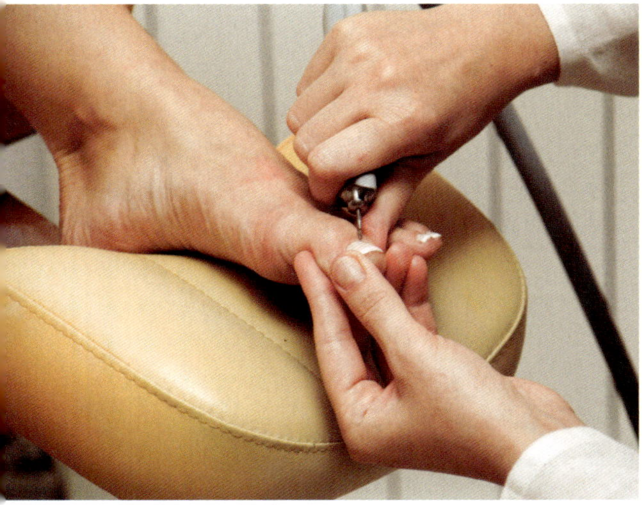

währt, die täglich Anwendung finden. Zu diesem Zweck eignen sich

- essigsaure Tonerde,
- Arnika,
- 20-prozentige alkoholische Lösung,
- Magerquark und
- Heilerde.

Diabetiker sollten bei jeder Entzündung am Fuß sofort zum Arzt gehen!

Wenn Sie den Eindruck haben, dass die Entzündung immer wieder kommt und die Hausmittel nicht genügend Linderung bringen, sollten Sie einen Arzt aufsuchen. In der Regel können frühe Verläufe von eingewachsenen Nägeln ohne Eingriff behandelt werden.

In der medizinischen Fußpflege werden eingewachsene Fußnägel systematisch behandelt. Dazu zählen die Desinfektion und das Kürzen des Nagels, das Herausschneiden der Nagelecken und bei Entzündungen das Spülen mit speziellen geeigneten Flüssigkeiten (Lösungen).

Sind die Ursachen für den schmerzhaften eingewachsenen Nagel beseitigt, stehen eine Vielzahl von Polster- und Korrekturmöglichkeiten des Nagels zur Verfügung. Falls die Form korrigiert werden muss, kann ein medizinischer Fußpfleger eine entsprechende Nagelkorrekturspange oder Nagelprothese anbringen. Bei der Spangentechnik wird ein winziger Spezialdraht, ca. 0,5 Millimeter dünn, quer auf den Nagel gelegt und an den Nagelrändern seitlich eingehängt. Mithilfe einer Zange biegt man in den Draht eine Schlaufe, wodurch die Zugwirkung der Spange verstärkt wird. Verankert wird die Korrekturspange mit Kleber. Die Verankerung ist so fest, dass die Spange wochenlang auf dem Nagel fixiert bleibt. Durch den ständigen Zug der Drahtspange wird der Nagel an den Seiten angehoben. Dadurch verändern sich der Nagel und das Nagelbett in ihrer Form, sie werden flacher.

Die Nagelkorrektur mithilfe einer Nagelprothese ist eine vorteilhafte Lösung bei stark gewölbten und eingewachsenen Nägeln. Für die Herstellung der Prothese benötigt man zunächst einen exakten Silikonabdruck der Zehe. Dieser Abdruck wird mit Gips ausgegossen. Am fertigen Gipsmodell wird ein Zweitnagel aus Kunststoff geformt und nach der Anprobe auf die Nagelplatte aufgeklebt. Die Nagelprothese wird vom natürlichen Nagel mit dem Wachstum nach vorn getragen und kann während der regelmäßigen Behandlung immer mehr abgeschliffen werden, bis der ganze Nagel in seiner vollen Breite nachgewachsen ist.

Pflege bei Warzen

Auch wenn Warzen oft spontan ohne Therapie abheilen, sollten sie nicht auf die leichte Schulter genommen werden. Warzen entstehen gehäuft bei Personen, deren Immunsystem durch andere Erkrankungen oder psychischen Stress grundlegend geschwächt ist. Somit sollte beim Auftreten von Warzen der gesundheitliche Gesamtzustand unter die Lupe genommen werden. Gesunde Ernährung, ausreichend Bewegung und Entspannung spielen neben der Hautpflege bei der Vorbeugung eine wichtige Rolle.

Warzen vermeiden

Da die Entstehung von Warzen durch eine Vireninfektion ausgelöst wird, spielt die Hygiene bei der Vorbeugung eine besondere Rolle. Der wichtigste Hinweis für die persönliche Hygiene lautet: Vermeiden Sie unbedingt das Barfußgehen in öffentlichen Schwimmbädern, Saunen oder Duschräumen. Beachten Sie außerdem folgende Hygienemaßnahmen, falls Sie für Warzen anfällig sind:

- Vermeiden Sie unbedingt das Kratzen mit den Fingernägeln, da Sie dadurch eine Infektion auslösen können.
- Verwenden Sie keine Bimssteine, Feilen etc., da sich hier das infizierte Hautmaterial festsetzt.
- Laufen Sie nicht barfuß im Schuhwerk; dieses gilt vor allem auch für Gesundheitsschuhe, die ein tiefes Fußbett aufweisen.
- Waschen Sie Handtücher nach Benutzung mit mindestens 60 Grad.
- Schützen Sie gesunde Haut bei der Entfernung von Hornhaut.

Warzen gehen in vielen Fällen mit einem geschwächten Immunsystem einher.

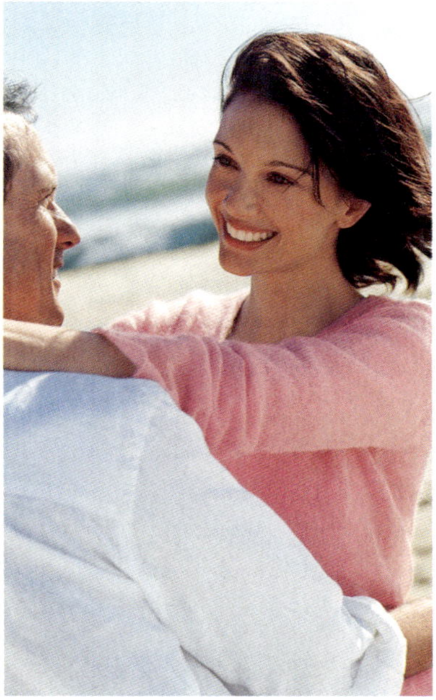

Bearbeiten Sie Warzen nicht mit den Fingernägeln, indem Sie kratzen oder „pulen". So vermeiden Sie eine Übertragung auf andere Hautbezirke.

Warzen behandeln

In der medizinischen Fußpflege kommen unterschiedliche Verfahren bei der Behandlung von Warzen zum Einsatz. So gibt es chemische Methoden, bei denen das Warzengewebe zuerst verätzt und anschließend z. B. mit einem Skalpell abgetragen wird. Bei der Kältetherapie versucht man, durch das Vereisen die virusinfizierten Zellen zu zerstören und das Immunsystem anzuregen.

Falls Sie von Warzen befallen werden, können Sie langfristig durch folgende Maßnahmen deren weiterer Verbreitung entgegenwirken.

- Vermeiden Sie andauernde mechanische Reize an den Füßen. Entlasten Sie druckbelastete Stellen durch einen Schuhwechsel, Einlagen oder Polster.
- Begegnen Sie kalten, schwitzenden Füßen durch kreislauftrainierende Aktivitäten, wie Walking oder Radfahren, und wenden Sie Kneippgüsse, Kaltwaschungen oder ansteigende Fußbäder (siehe Seite 105 f.) an.
- Stärken Sie Ihr evtl. geschwächtes Immunsystem durch eine Änderung der Lebensgewohnheiten. Denken Sie darüber nach, ob Sie sich vollwertig ernähren, ausreichend Bewegung an der frischen Luft gönnen und sich genügend Zeit zur regelmäßigen Entspannung und Stressbewältigung nehmen.
- Rauchen Sie nicht.

Die folgenden zur örtlichen Warzenbehandlung möglichen Mittel sind in ihrer Wirkung wissenschaftlich nicht belegt, sie haben sich in der Praxis aber oft als hilfreich erwiesen:

- Schneckensirup zum Auftragen (aus der Apotheke),

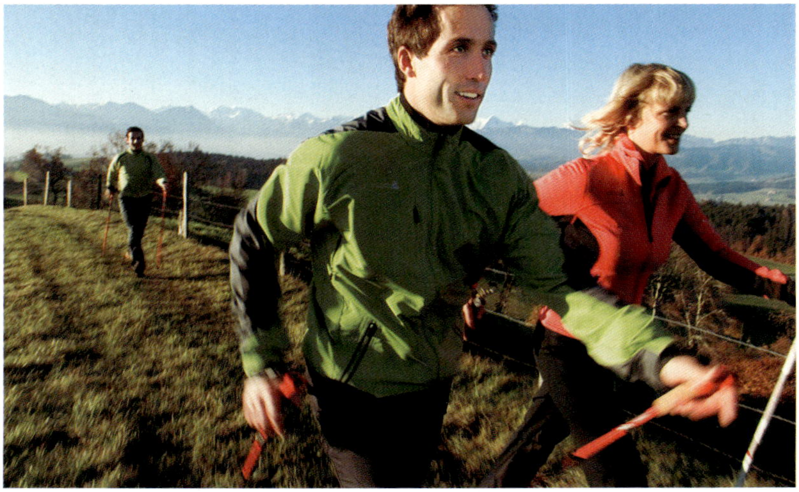

- Extrakte von Wolfsmilchgewächsen (Schöllkraut),
- Berberitze zur lokalen Behandlung,
- Kreide zum Einreiben,
- Knoblauch zum Auftragen,
- Eigenurintherapie und
- Bananenschalen.

Es ist außerdem nicht von der Hand zu weisen, dass auch alternative Methoden, wie Handauflegen, Hypnose oder Schockerlebnisse, einen berechtigten Stellenwert in der Warzentherapie besitzen.

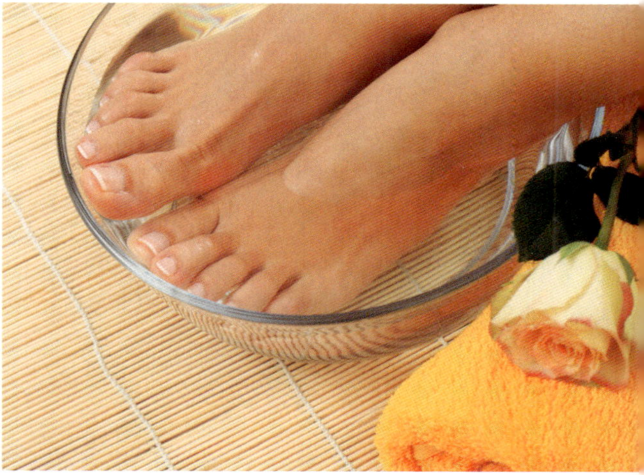

Pflege bei Fuß- und Nagelpilz

Die Erkrankung wird leider häufig nur als Nebenbefund erkannt und nicht genügend ernst genommen, da sie meist keine Schmerzen verursacht. Breitet sich der Pilzbefall über Jahre hinweg aus, so ist dessen Behandlung langwierig und manchmal nicht heilbar.

Pilz vorbeugen

Durch die Beachtung folgender Tipps können Sie ohne großen Aufwand unangenehmen Pilzinfektionen vorbeugen:

- Tragen Sie in öffentlichen Bädern oder Umkleideräumen stets Badeschuhe und laufen Sie in Hotelzimmern nicht barfuß.
- Ziehen Sie sich auch innerhalb der Familie nur Ihre eigenen Hausschuhe an. Außerdem sollten Sie nicht gemeinsam mit anderen Familienmitgliedern Handtücher und Waschlappen benutzen.
- Verwenden Sie für die Füße ein separates Handtuch.
- Tragen Sie Schuhe aus atmungsaktivem Material, wie Leder, Leinen oder modernen Mikrofasern, sowie Strümpfe aus Baumwolle. Meiden Sie Nylon- oder Perlonstrümpfe, in denen sich die Feuchtigkeit staut. Das Klima in gut belüfteten Schuhen bietet Pilzen einen schlechteren Nährboden, da sie nur in einer feuchten Umgebung besonders schnell wachsen.
- Wechseln Sie möglichst oft Schuhe und Strümpfe.
- Waschen Sie Ihre Füße täglich, und trocknen Sie sie gründlich ab – besonders zwischen den Zehen.

- Waschen Sie Baumwollstrümpfe, Handtücher und Bettzeug bei mindestens 60 Grad.
- Vermeiden Sie den häufigen Hautkontakt mit Spül- und Putzmitteln. Diese sogenannten Entfetter zerstören den natürlichen Säureschutzmantel der Haut und weichen die Hornschichten der Nägel derart auf, dass der Pilz leichter eindringen kann.
- Wenn Sie unter Nagelpilz leiden, sollten Sie nach jeder Nagelpflege Ihre Werkzeuge, z. B. mit Alkohol oder einem speziellen Mittel, desinfizieren.
- Nehmen Sie eine Pilzinfektion ernst. Je früher ein Pilz erkannt wird, desto größer ist die Chance, den Eindringling schnell wieder loszuwerden.

Übertriebene Sauberkeit schadet übrigens nur. Häufiges Einseifen zerstört beispielsweise den natürlichen Säureschutzmantel der Haut. Bei zu langem Duschen weichen die Füße auf.

Ähnliche Anzeichen wie beim Nagelpilz entstehen auch bei einer Schuppenflechte sowie bei anderen nicht infektiösen Hautkrankheiten. Fragen Sie im Zweifelsfall den Hautarzt, so sparen Sie unnötige Anstrengungen und Ausgaben.

Fußpilz-Check

Zwischen Ihren Zehen juckt es und auch die Haut ist leicht gerötet? Dann haben Sie vermutlich einen bakteriellen Infekt oder Fußpilz. Einen Fußpilz erkennt man anhand folgender Merkmale.

- Zu Beginn der Erkrankung leiden Betroffene unter Juckreiz, Hautrötung, Schuppung sowie Hauterweichung zwischen den kleinen Zehen.
- Dann bilden sich kleine Pusteln oder Bläschen, der Rand der infizierten Hautstelle schuppt sich stark, und es kommt zu Einrissen in der Haut. Diese Symptome zeigen sich auch bei bakteriellen Fußinfekten.
- Eine an den Fußsohlen auffallend verdickte Hornschicht mit starker Abschuppung spricht für einen Pilz und gegen Bakterien.

Nagelpilz-Check

Sie können an Nagelpilz erkrankt sein, wenn Sie folgende Symptome an Ihren Nägeln entdecken:

Nagelpilz durch zu enge Schuhe

Nagelpilz beginnt meist am Großzehennagel und wird häufig durch zu spitze bzw. zu enge Schuhe ausgelöst. Der Druck, der von vorn oder von der Seite auf die Zehen wirkt, führt zu quer oder längs verlaufenden Stauchfurchen der Nagelplatte. Diese entstehen durch Verformung der Nagelplatte durch seitlichen Druck.

Folgen sind Verkrümmungen und Ablösungen der Nagelplatte. Dadurch bilden sich kleine Spalten und Hohlräume zwischen Nagelplatte und Nagelbett. Hier finden Pilzerreger einen idealen Nährboden.

- Die Nagelplatte wirkt stumpf und ist nicht mehr durchsichtig, sondern getrübt bzw. weiß oder gelblich verfärbt, im späteren Stadium sogar braun. Die Verfärbung entsteht, wenn der Pilz das Keratin im Nagel auflöst und luftgefüllte Hohlräume zurückbleiben.
- Der Nagel ist deutlich verdickt, weil sich die Nagelplatte vom Nagelbett abhebt (sogenannter Holznagel).
- Der Nagel wirkt porös und bröckelig.

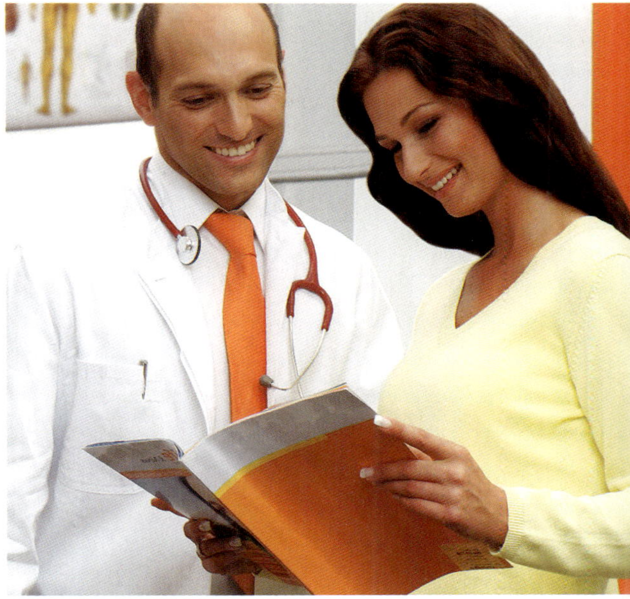

Hautpilz behandeln

Hautpilz ist mit einer Kombination aus äußerlichen Mitteln und guter Hautpflege heilbar. Die modernen Pilzmittel in Form von Cremes, Salben, Lösungen, Gelen, Sprays, Puder oder Ölen und Tinkturen erweisen sich als sehr wirksam – aber nur, wenn sie konsequent angewendet werden. Beachten Sie deshalb genau die Anwendungsvorschriften. Die meisten Pilzmedikamente sind nur apothekenpflichtig und müssen daher nicht von einem Arzt verordnet werden.

Der häufigste Fehler bei der Behandlung von Fußpilz ist, dass man zu früh mit der Therapie aufhört. Die Beschwerden verschwinden oft schon nach wenigen Tagen, die Haut erscheint oberflächlich wieder intakt. Oft sind aber noch Erreger in der Haut, die nach zu frühem Abbruch der Behandlung wieder aktiv werden können, und das Spiel beginnt von vorn. Behandeln Sie Ihren Fußpilz deshalb noch mindestens zwei Wochen über den Zeitpunkt hinaus, an dem Sie äußerlich keine Hautveränderungen mehr erkennen können. Das schützt Sie vor einem baldigen Rückfall.

Nagelpilz behandeln

Nagelpilze sind besonders zäh und hartnäckig. Ihnen ist oft nur mit einer Kombinationstherapie und einer speziellen Nagelpflege durch einen Hautarzt oder medizinischen Fußpfleger beizukommen. Die Kombinationstherapie besteht aus mechanischen und medikamentösen Maßnahmen.

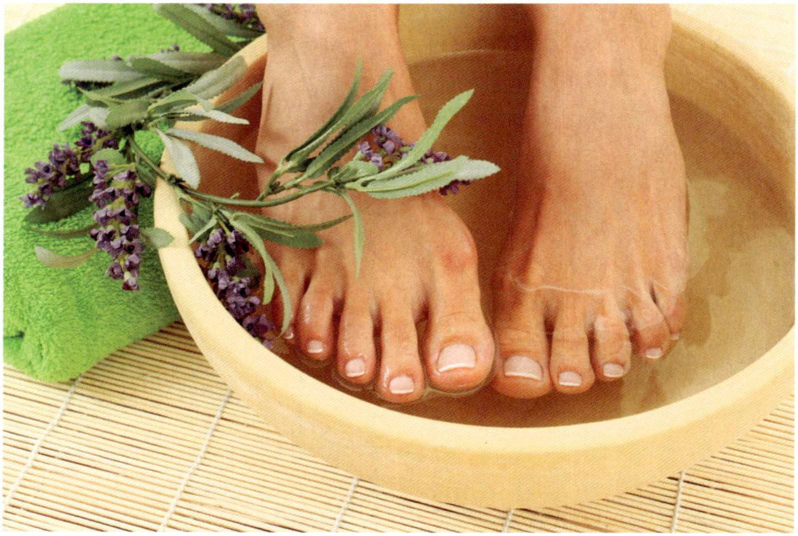

Nach Einleitung der Behandlung werden die Erreger zerstört. Dies kann zu einem deutlich verstärkten Juckreiz führen, der fälschlicherweise als Versagen der Therapie interpretiert wird. Häufig brechen Patienten daher die Behandlung ab.

Die mechanische Behandlung beinhaltet das Abtragen und Abfräsen der infizierten Nagelsubstanz. Der Einsatz von speziellen Medikamenten, homöopathischen oder pflanzlichen Mitteln, soll vorhandene Pilzkulturen beseitigen und die Ausbreitung des Pilzbefalls verhindern.

Es dauert Monate, bis der Nagel wieder gesund nachwächst. Nagelpilze befallen meist den unteren Teil der Nagelplatte und das Nagelbett, sodass es schwierig ist, an den Erreger mit Wirkstoffen heranzukommen. Eine rein äußerliche Therapie ist deshalb bei fortgeschrittenem Befall wenig Erfolg versprechend.

Bei der sogenannten Nageltoilette entfernt Ihnen der Hautarzt oder Fußpfleger daher die befallenen Nagelschichten vollständig, sodass Sie mit speziellen Tinkturen oder Lacken an die Erreger herankommen. Er nutzt dabei die Tatsache, dass der befallene Nagel unterhöhlt und nicht mehr mit dem Nagelbett verwachsen ist. Mit einem entsprechenden Werkzeug kann er das krümelige Gewebe unter dem Nagel wegkratzen und die unterhöhlten Nagelplattenteile schmerzlos abschneiden. Ziel der Behandlung ist es, dass keine pilzbefallenden Stellen mehr zurückbleiben. Fragen Sie Ihren Arzt oder Fußpfleger, wie Sie selbst weiterhin bei der Hautpflege und Behandlung vorgehen sollen.

Neben verschreibungspflichtigen Präparaten gibt es noch eine Vielzahl therapieunterstützender pflanzlicher Mittel. Pilzabtötend wirken z. B. Fußbäder mit Zusatz von Eichenrinde, Rosmarin, Kamille, Myrrhe sowie Einreibungen oder Bäder mit ätherischen Ölen von Thymian, Kümmel, Lavendel, Nelke oder Kampfer.

Auch wenn der Fußpilz nicht mehr sichtbar ist, sollte die Behandlung noch vier Wochen lang weitergeführt werden, um die Sporen zu vernichten.

Füße von Diabetikern

Bei den etwa sieben Millionen Menschen in Deutschland, die unter Diabetes leiden, ist das Risiko, an erheblichen Fußproblemen zu erkranken, besonders groß. Mediziner sprechen vom „Diabetischen Fußsyndrom". Die sich daraus entwickelnden Schäden sind Folge des gestörten Zuckerstoffwechsels. Der Zucker welcher als Glukose im Blut enthalten ist, kann nicht in die Zellen des Gewebes aufgenommen werden, wo er als Energiespender dringend gebraucht wird. Stattdessen richtet die überhöhte Blutzuckerkonzentration an unterschiedlichen Geweben – am Fuß sind dies vor allem Nervengewebe und Blutgefäße – erheblichen Schaden an.

Darüber hinaus führen bei Diabetikern die hohen Blutzuckerwerte durch häufiges Wasserlassen (bis zu 20 Liter täglich) zu Wassermangel, was wiederum eine starke Austrocknung der Haut zur Folge hat. Dadurch wird die Haut rissig, sie verliert ihre Elastizität und auch die Zehennägel können sich verändern.

Diabetische Neuropathie

Beim gesunden Menschen stellt die Empfindung von Hitze, Kälte, Druck oder Schmerz eine „Alarmanlage" dar. Das Gehirn wird sofort informiert, wenn etwas nicht in Ordnung ist, z. B. wenn eine Schuhnaht auf den Fuß drückt. Das unangenehme Gefühl bzw. der Schmerz bringen uns dazu, das Problem zu beheben: Der

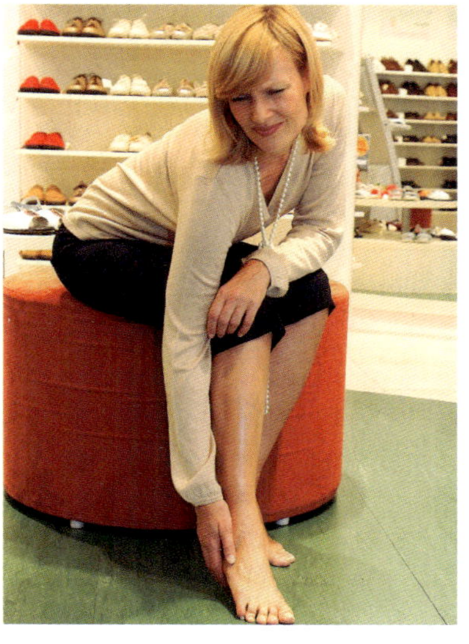

Übergewicht und Fehlernährung führen dazu, dass immer mehr jüngere Menschen von dem sogenannten Altersdiabetes betroffen sind.

Schuh wird ausgezogen. Hohe Blutzuckerwerte schädigen jedoch die Nervenfasern, die die Empfindungen für Druck, Temperatur und Schmerz an das Gehirn weiterleiten. Diese Störung nennt man „Diabetische Neuropathie". Sie entwickelt sich langsam über Jahre hinweg und wird daher oft nicht bemerkt. Die Betroffenen haben meist nur ein Taubheitsgefühl im Bereich der Zehen oder des ganzen Fußes, teilweise begleitet von Kribbeln, „Ameisenlaufen" oder brennendem Gefühl.

In den meisten Fällen steckt hinter dem „Diabetischen Fuß" das Zusammentreffen von Nervenschäden und Durchblutungsstörungen. Wegen der Nervenschäden fehlt häufig der warnende Schmerz, wenn es zu Verletzungen kommt.

Durch die Nervenschädigungen kommen jedoch Warnmeldungen bei Hitze, Kälte, Druck oder Verletzungen nicht mehr im Gehirn an, der schädigende Zustand wird nicht behoben. Beispielsweise wird der drückende Schuh weitergetragen – manchmal bis Blasen oder Druckgeschwüre entstehen. So erklärt sich auch die große Verbrennungsgefahr. Eine hohe Wassertemperatur beim Baden oder eine zu heiße Wärmflasche kann nicht mehr gefühlt werden.

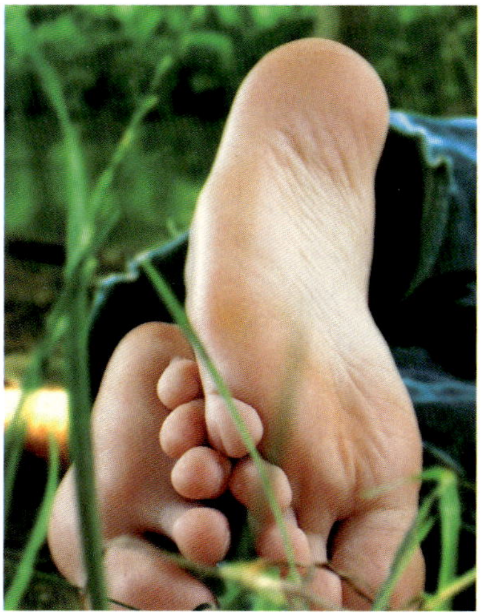

Der Fuß ist besonders gefährdet, wenn Druckstellen im Schuh, kleine Verletzungen beim Nägelschneiden oder Hautschäden durch Barfußgehen entstehen. Daraus können sich erhebliche Wunden oder Gewebsschäden entwickeln. Sind erst einmal kleine Verletzungen aufgetreten, kommt es manchmal zu schwerwiegenden Wundheilungsstörungen, und es entstehen oft sehr problematische Entzündungen am Fuß.

Weiterhin führen die Nervenschädigungen zur Abschwächung der Fußmuskeln und Muskeln der Unterschenkelgruppe. Betroffene rollen ihre Füße nicht mehr korrekt von der Ferse zur Großzehe hin ab, sondern setzen ihre Füße flach auf. Diese eingeschränkte Abrollbewegung belastet verstärkt den Vorfuß. Die Ausbildung von Krallen- oder Hammerzehen (siehe Seite 49 ff.) können die Folge sein. Der erhöhte Druck auf das Gewebe der Fußsohle fördert außerdem die Entstehung von Schwielen, aus denen sich manchmal Druckgeschwüre entwickeln.

Arterielle Verschlusskrankheit

Weiterhin kann der hohe Blutzucker zu einer Blutgefäßschädi-

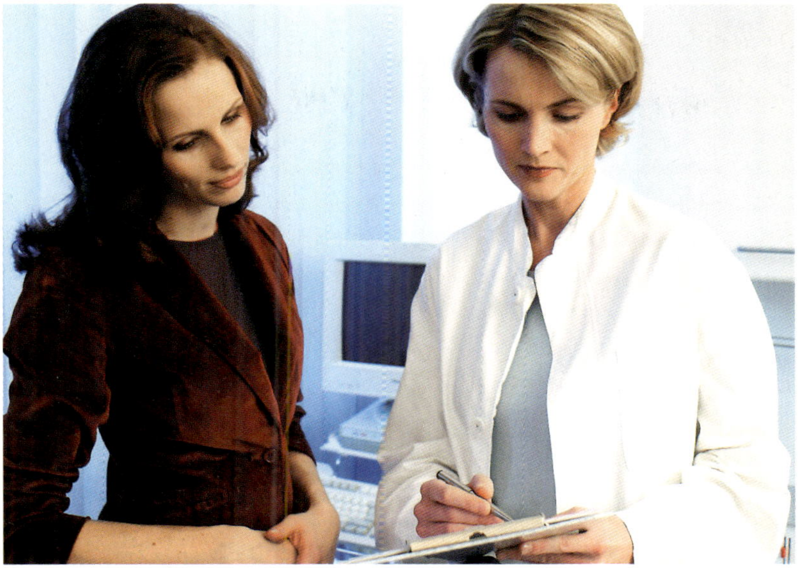

Rauchen, Bluthochdruck, Diabetes und Bewegungsmangel sind die Hauptursachen für die Entstehung von Durchblutungsstörungen, was im Volksmund kurz und bündig „Raucherbein" genannt wird.

gung (Angiopathie) mit Durchblutungsstörungen führen. Dieses Problem wird auch arterielle Verschlusskrankheit oder kurz AVK genannt. Die Betroffenen bekommen schon nach kurzer Gehstrecke Schmerzen in den Beinen und müssen stehen bleiben. In der Erholungspause lassen die Schmerzen nach, man kann dann wieder ein Stück weitergehen, bis die Schmerzen wieder zum Stehen bleiben zwingen. Abgesehen von der Einschränkung im Alltag durch die kurze Gehstrecke besteht eine weitere Gefahr: Schlecht durchblutete Füße sind auch schlecht mit Sauerstoff und Nährstoffen versorgt. Wunden heilen nicht gut oder überhaupt nicht, und im schlimmsten Fall stirbt Gewebe ab.

Pilzbefall

Diabetiker gehören außerdem zur Risikogruppe für Fuß- und Nagelpilz (siehe Seite 69 ff.), da ihre Füße nicht mehr genügend durchblutet und ausreichend mit Sauerstoff versorgt werden. Ihr geschwächtes Immunsystem bietet kaum noch Schutz gegen den Befall. Außerdem bevorzugen Pilze den erhöhten Blutzuckerspiegel.

Risikofaktoren

Ganz wichtig ist jedoch: Nicht die Tatsache, dass man Diabetes hat, ist das Problem. Medizinisch ist die Krankheit gut behandelbar. Nur wenn die Blutzuckerwerte längere Zeit zu hoch sind, wenn also die Behandlung nicht ausrei-

Diabetes-Fußambulanz

Diabetiker mit Fußverletzungen werden in Diabetes-Fußambulanzen kompetent betreut. Hier arbeiten folgende Fachdisziplinen zusammen:

- Diabetologe,
- Orthopäde,
- Gefäßchirurg,
- Radiologe,
- medizinischer Fußpfleger/ Podologe und
- Orthopädieschuhmacher.

Bei erheblichen Fehlstellungen des Fußes oder ausgeprägter Neuropathie ist es oft ebenfalls sinnvoll, sich in einer Fußambulanz vorzustellen, bevor es zu Druckgeschwüren kommt. Diese können bei guter Fußpflege und Schuhversorgung nämlich vermieden werden. Lassen Sie sich von einem Experten informieren!

Jeder Diabetiker sollte seine Füße täglich untersuchen und Verletzungen umgehend vom Arzt behandeln lassen.

chend ist, und besonders wenn weitere Risikofaktoren (z. B. Rauchen oder Übergewicht) hinzukommen, verschlechtert sich die Situation.

In Verbindung mit belastendem Schuhwerk und fehlerhafter Fußpflege können jetzt minimale Verletzungen auftreten. Dann sind die Füße des Diabetikers gefährdete Füße, und der Weg zum „Diabetischen Fußsyndrom“ ist gebahnt.

Unbedingt beachten

Wenn Sie Diabetiker sind, sollten Sie Ihren Füßen besonders viel Aufmerksamkeit schenken.

- Kontrollieren Sie einmal täglich Ihre Füße, evtl. mit einem Spiegel. Achten Sie dabei auf Druckstellen, Rötungen oder Verletzungen.
- Verzichten Sie auf heiße Fußbäder, benutzen Sie vorsichtshalber ein Thermometer (maximal ca. 37 Grad). Die Fußbäder sollten nicht länger als fünf Minuten dauern.
- Trocknen Sie Ihre Füße insbesondere zwischen den Zehen gründlich ab. Testen Sie den Gebrauch von Wattestäbchen.
- Cremen Sie Ihre Füße für den Erhalt der Hautelastizität regelmäßig ein. Sparen Sie dabei allerdings die Zehenzwischenräume aus. Testen Sie spezielle Diabetikerserien mit feuchthaltenden/fetthaltigen Präparaten.
- Verwenden Sie beim Schneiden der Zehennägel oder zur Entfernung von Hornhaut keine spitzen/scharfen Gegenstände. Feilen sind für die Fußpflege besser geeignet als Scheren.
- Stark verdickte Hornhaut ist oft ein Zeichen zu hoher Belastung durch Druck. Prüfen Sie, ob sich die Ursache beseitigen lässt, z. B. durch anderes Schuhwerk.
- Schränken Sie wegen der Verletzungsgefahr das Barfußlaufen im Freien ein.

- Ihre Strümpfe und Schuhe sollten keine Nähte oder beengende Ränder aufweisen.
- Kaufen Sie neue Schuhe nachmittags und tragen Sie die Schuhe vorsichtig ein.
- Untersuchen Sie Schuhe vor dem Anziehen auf eventuelle Fremdkörper im Inneren, etwa kleine Steinchen.
- Desinfizieren Sie Hautverletzungen an Ihren Füßen umgehend und benutzen Sie sterile Wundauflagen. Gehen Sie bei Entzündungszeichen zum Arzt.
- Haut- und Nagelpilz muss vom Arzt diagnostiziert und gemeinsam vom Arzt und medizinischen Fußpfleger behandelt werden.

Sturzprophylaxe

Dank des technischen und medizinischen Fortschritts steigt die Lebenserwartung in Deutschland kontinuierlich. Frauen haben eine durchschnittliche Lebenserwartung von 81,6, Männer von 76,2 Jahren. Trotz dieser überaus erfreulichen Entwicklung darf nicht übersehen werden, dass die hohe Lebenserwartung für den einzelnen Menschen auch Risiken in sich birgt. Mit zunehmendem Alter verschlechtern sich einige Körperfunktionen. Dazu zählen die Muskelkraft, die Beweglichkeit, der Gleichgewichtssinn, die Sehkraft und die Gehirndurchblutung. Durch die häufig notwendige Einnahme von mehreren Medikamenten wird die Konzentration verringert und die Müdigkeit verstärkt.

Diese altersbedingten Entwicklungen erhöhen die Gefahr von folgenschweren Stürzen. Damit es gar nicht erst so weit kommt, sollten für ältere Menschen unbedingt vorbeugende Maßnahmen angeboten werden. Dass diese Programme sehr erfolgreich sind, haben verschiedene Studien eindrucksvoll belegt.

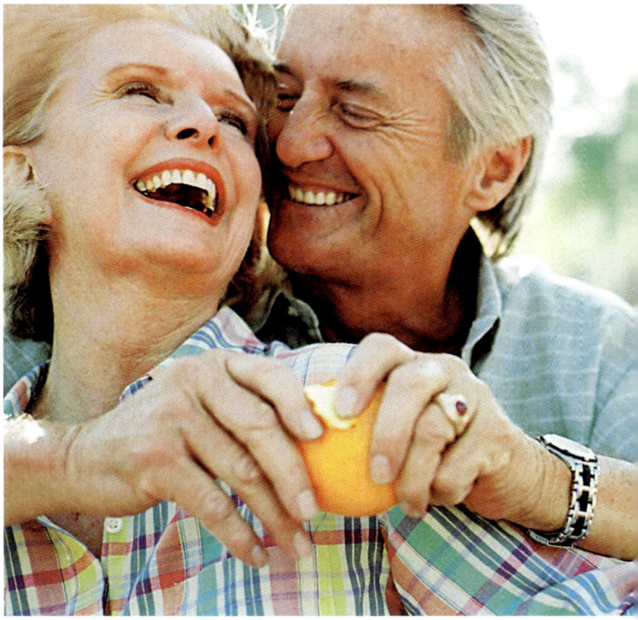

Die Erfolg versprechende Sturzprophylaxe beinhaltet sowohl die Verhältnisprävention (z. B. Vermeidung von Stolperfallen) als auch die Verhaltensprävention (z. B. Verbesserung des Gleichgewichts).

Bedeutung der Sturzprophylaxe

Leider erleiden immer noch viele, vor allem ältere Menschen durch Stürze einen Oberschenkelhalsbruch. Diese Knochenbrüche sind für den Einzelnen und die Gesellschaft von überragender Bedeutung. Nur die Hälfte der Betroffenen erreicht nach dem Sturz die frühere Selbstständigkeit und Gehfähigkeit zurück. Behinderung und Pflegebedürftigkeit stehen allzu oft am Ende einer Leidensgeschichte.

Aus Gehstörungen entsteht ein Sturz, und der Sturz führt zum Oberschenkelhalsbruch. Beim Sturz aus Standhöhe auf die seitliche Hüfte entwickelt sich so viel Energie, dass es zum Knochenbruch kommen kann. Liegt eine

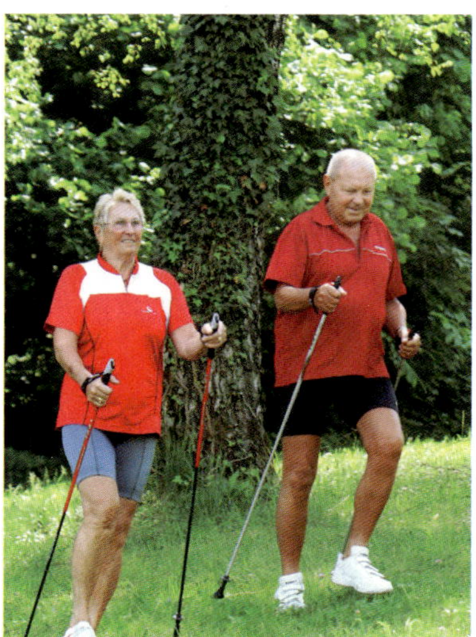

Osteoporose vor, ist ein Bruch noch viel wahrscheinlicher als bei gesunden Knochen. Stürze im Alter sind selten die Folge eines Bewusstseinsverlustes oder Schwindels, sondern werden meist von einer Bewegungsstörung verursacht.

Vorbeugung

Derartigen Stürzen kann man vorbeugen. Eine fundierte Sturzprophylaxe umfasst verschiedene Inhalte.

Körperwahrnehmung

Die Körperwahrnehmung ist Grundlage für eine gute Haltung und harmonische Bewegungsabläufe. Wer seinen Körper gut wahrnimmt kann z. B. verspannte von entspannten Muskeln unterscheiden, spürt die Abrollbewegung der Füße und kann fortlaufend eine aufrecht-dynamische Körperhaltung einnehmen. Die Körperwahrnehmung verbessern Sie mit Übungen aus dem Yoga, Feldenkrais, Pilates, Tai-Chi oder Qigong.

Vielseitiges Fitnesstraining

Ein ausgewogenes Fitnesstraining steigert die Kraft, Beweglichkeit und Ausdauer der wichtigsten Skelettmuskeln. So können kräftige Bein- und Armmuskeln Sie häufig vor einem Sturz bewahren: Gut trainierte Beine ermöglichen Ihnen z. B. in letzter Sekunde einen Ausfallschritt zur Seite, und geschulte Arme können Ihr Körpergewicht noch an einem Möbelstück abstützen. Ausdauergeübte Muskeln ermüden nicht so schnell. Eine Tatsache, die das Sturzrisiko natürlich auch erheblich verringert.

Körperliche Aktivität

Regelmäßige körperliche Aktivität, wie z. B. ein kleiner Spaziergang oder das Staubsaugen des Wohnzimmers, steigert die Kraft, Beweglichkeit und Ausdauer Ihrer Muskulatur. Somit hat diese Aktivität vergleichbare Wirkungen wie das Fitnesstraining.

Reaktions- und Gleichgewichtsübungen

Ein gutes Reaktionsvermögen hilft Ihnen, sich beim Stolpern auf den Beinen halten zu können. Sie reagieren schnell und können sich evtl. noch in letzter Sekunde mit den Händen abstützen.

Ein gutes Gleichgewichtsvermögen vermeidet zudem das Stolpern im Vorfeld. Sie sind in der Lage, im Einbeinstand oder bei Körperdrehungen das Gleichgewicht zu halten. Diese wichtigen Fähigkeiten verbessern Sie durch spezielle Reaktions- und Gleichgewichtsübungen.

Individuelle Beratung

Das individuelle Ernährungsverhalten, die Medikation und der Umgang mit Suchtmitteln beeinflussen die körperliche Leistungs-

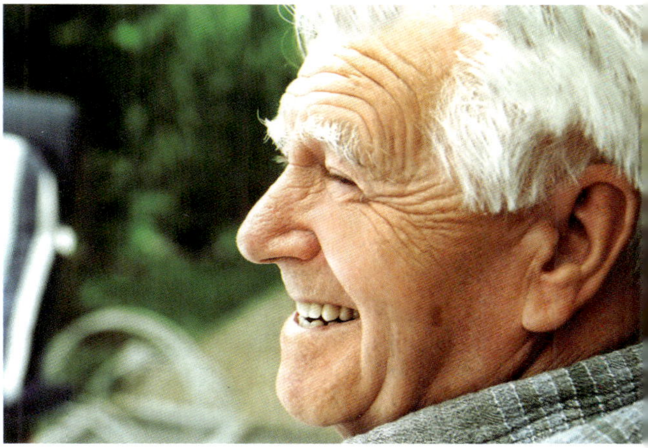

fähigkeit und die psychische Verfassung. Daher ist eine fundierte Beratung, die auf die eigenen Ansprüche zugeschnitten ist, sinnvoll. Beim Vorliegen einer Osteoporose gewinnen die Ernährung und die spezielle Medikation z. B. erheblich an Bedeutung. Dass Alkohol Menschen ins Wanken bringt und Rauchen der Knochendichte schadet, ist allgemein bekannt. Beides sollte daher von sturzgefährdeten Personen konsequent vermieden werden. Viele Schlafmittel senken die Muskelspannung und verschlechtern die Reaktionsgeschwindigkeit, was die Sturzgefahr erheblich erhöht.

Stabiles Selbstvertrauen

Wer von seinen körperlichen Fähigkeiten überzeugt ist und an die Machbarkeit und positiven Wirkungen der geplanten Aktivitäten glaubt, der wird auch langfristig aktiv bleiben. Und hie-

Kursangebot

Spezielle Kurse zur Sturzprophylaxe werden von Krankenkassen, Bildungseinrichtungen, Physiotherapiepraxen oder Gesundheitssportvereinen angeboten.

Studien belegen unzweifelhaft die hohe Wirksamkeit vorbeugender Schulungen zur Sturzprophylaxe. Hier trifft das Motto „Vorbeugen ist besser als heilen“ besonders eindrucksvoll zu.

rin besteht ein ganz wichtiges Ziel: Bewegungseingeschränkte Menschen dürfen sich nicht sozial isolieren, sondern sollten möglichst lange ihre normale körperliche Aktivität aufrechterhalten. Wichtig ist, dass körperliche Aktivitäten Spaß machen und als ein positives Erlebnis wahrgenommen werden.

Beseitigung äußerer Risikofaktoren

Die ganzheitliche Sturzprävention beinhaltet sowohl die Verhaltensprävention als auch die Verhältnisprävention. Die Verhaltensprävention umfasst individuelle Aspekte des körperlichen Trainings oder der psychosozialen Bedingungen.

Die Verhältnisprävention beschreibt hingegen äußere Faktoren, wie Schuhe, Hilfsmittel oder die Gestaltung der Wohnung. Auf Seite 126 f. finden Sie zahlreiche Tipps, wie man Stürze im häuslichen Bereich vermeiden kann, indem man äußere Risikofaktoren beseitigt.

Gangbild

Im Rahmen der Sturzprophylaxe erhalten die Funktionen der Füße eine herausragende Bedeutung. Sturzgefährdete Menschen haben häufig ein typisches Gangbild mit folgenden Kennzeichen:

- Die Schrittlänge ist verkürzt.
- Die Geschwindigkeit ist verringert.
- Beim Aufsetzen der Ferse wird die Fußspitze nur wenig angehoben.
- Der Abstoß des Fußes mit der Großzehe ist schwächer.
- Das Abrollen des Fußes erfolgt wenig dynamisch.
- Der Gang ist nicht geradlinig nach vorn ausgerichtet, sondern schwankt nach links und rechts.
- Der Rumpf und insbesondere der Kopf sind deutlich nach vorn geneigt.
- Das Mitschwingen der Arme ist verringert.

Somit sind alle Maßnahmen zur Förderung des aktiven Fußeinsatzes, zur Steigerung des Gleichgewichts- und Reaktionsvermögens und zur Verbesserung der Haltungs- und Bewegungsschulung wichtige Bausteine der Sturzprophylaxe. Gesunde Füße ermöglichen dem Menschen einen festen Stand und einen sicheren aufrechten Gang. Ab Seite 92 finden Sie zahlreiche Hinweise, wie Sie Ihre Fitness und Koordination verbessern können.

Fußgerechte Schuhe
Im Hinblick auf Bewegung und Stürze sind Schuhe die wichtigsten Kleidungsstücke. Ältere Menschen sollten daher besonders viel Wert auf ein hochwertiges Schuhwerk legen und nicht feste Straßenschuhe gegen locker sitzende Hausschuhe und ausgetretene Pantoffeln austauschen. Gerade gehbehinderte Menschen, die ans Haus gebunden und daher beim Schuhkauf auf ihre Angehörigen angewiesen sind, sollten sich zudem nicht scheuen, schlecht passende Schuhe zurückzugeben.

Für Menschen mit Geh- und Gleichgewichtsstörungen sind z. B. Schuhe mit dünnen, harten Ledersohlen bedeutend geeigneter alsTurnschuhe mit dicken, weichen Sohlen. Denn härtere Sohlen ermöglichen eine bessere Wahrnehmung der Fußstellung, verbessern die Stabilität und verringern dadurch die Sturzgefahr. Leider sind diese Schuhe meist nicht so bequem wie ausgetretene „Schlappen".
Das Gangbild eines älteren Menschen zeigt zudem besonders oft eine verminderte Beugung im Sprunggelenk. Dadurch bleibt die Fußspitze häufiger am Boden hängen. Schuhe mit nicht rutschenden Kunststoffsohlen können ein plötzliches Abbremsen verursachen. Dies führt zum Stolpern und evtl. zum Sturz. Ledersohlen haben beim Schleifen der Fußspitze günstigere Eigenschaften, weil sie nicht so stark abbremsen, sondern eher rutschen. Grundsätzlich sollten die Schuhe von sturzgefährdeten Personen am Absatz eher stumpf und an der Spitze etwas glatter sein.
Eine andere Gefahrenquelle sind Damenschuhe mit hohen Absätzen. Diese werden sicher nicht getragen, um Bequemlichkeit beim Gehen zu erhöhen, hier sind ästhetische und erotische Gesichtspunkte ausschlaggebend, und oft spielt sicher auch die Gewohnheit eine Rolle. Hohe Absätze erhöhen die Gefahr des Umknickens und behindern die Koordination der Fußabrollbewegung.

Bei der Auswahl geeigneter Schuhe sollte zusätzlich darauf geachtet werden, wie aufwendig es ist, sie anzuziehen. Schuhe anzuzie-

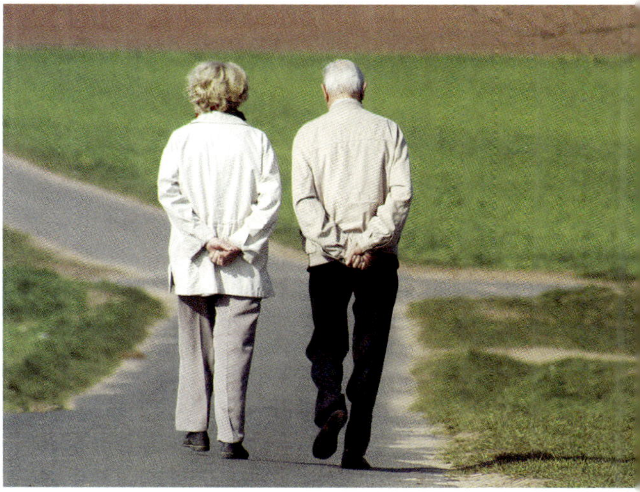

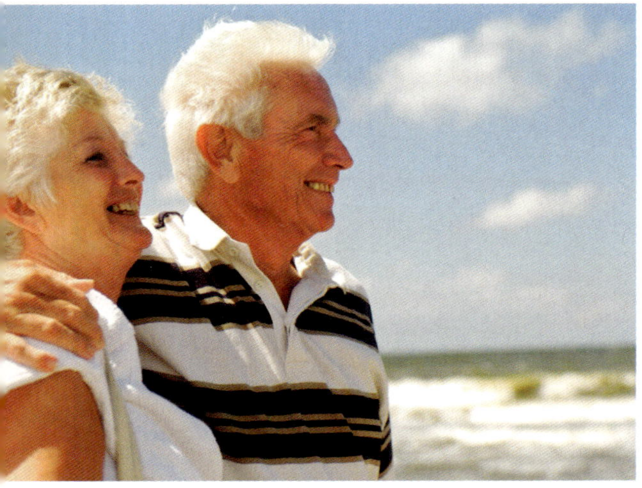

hen, bereitet schon im mittleren Alter so manchem Menschen Schwierigkeiten – entweder durch einen kräftigen Bauch oder eine steife Wirbelsäule. Mit zunehmendem Alter ist auch die verminderte Beweglichkeit der großen Gelenke ein häufiges Problem, das sich schnell auf die Fähigkeit auswirkt, sich Strümpfe oder Schuhe anzuziehen. Ältere Menschen sind nicht mehr in der Lage, ihre Schnürsenkel zu binden. Der einfachste, aber gesundheitsschädigende Ausweg sind Schuhe, in die man zwar mühelos hineinschlüpfen kann, die aber das Gangbild verschlechtern und Stürze begünstigen. Allerdings müssen auch fußgerechte Schuhe nicht unpraktisch sein. Beispielsweise gibt es im Fachhandel Modelle mit Klettverschlüssen, die bewegungseingeschränkten Menschen das Anziehen erleichtern.

Kurze Schuhlöffel sind im Alter häufig ungeeignet, sie sollten durch langstielige Schuhhilfen ersetzt werden. Bewährt haben sich auch Haltegriffe in der Nähe von Schuhschränken, da Stürze beim Anziehen des Schuhwerks nicht selten sind.

Vermeidung von Stürzen im häuslichen Bereich

	ungünstig	**günstig**
Außenwege	rutschiger oder unregelmäßiger Bodenbelag; schlechte Beleuchtung; Treppen beschädigt oder ohne Geländer	günstiger Belag; Beleuchtung ausreichend und gut zu erreichen; Bewegungsmelder zum automatischen Anschalten des Lichts; Außentreppen mit günstigem Geländer und günstigen Stufen
Bad, Toilette	Fußboden mit Läufern und rutschenden Matten;	Einstiegshilfe und Griffe an Badewanne; Griffe an Toilette

Vermeidung von Stürzen im häuslichen Bereich

	ungünstig	**günstig**
	herumliegende Gegenstände; schlechte Beleuchtung; schwieriger Einstieg in Wanne/Dusche	und Dusche; Duschhocker; Sitzbadewanne; Toilettensitzerhöhung
Beleuchtung	Lichtschalter klein und ungünstig angebracht; zu dunkel; blendend; umherliegende Kabel	Beleuchtung ausreichend hell und nicht blendend; gut zu bedienende Schalter an günstigen Orten
Bodenbelag (innen)	rutschige Teppiche, Läufer, Fußmatten etc. mit hohen Kanten oder Fransen; zu glatter Boden; nasser Boden nach Reinigung; herumliegende Gegenstände	kurzhaariger, harter Teppich ohne Kanten; Bodenbelag ohne Unebenheiten; keine Türschwellen; Teppich etc. mit rutschfester Unterseite; freie Gehwege
Leitern, Hocker	immer gefährlich	Vermeidung von Arbeiten über normaler Greifhöhe
Treppen	ohne oder mit lockerem Geländer; Stufen zu hoch oder ungleich hoch; Stufen an den Kanten nicht markiert oder nicht rutschsicher; unzureichende Beleuchtung	Stufen gerade, gleichmäßig und nicht zu hoch; Stufenkante gut zu erkennen; Geländer fest und gut zu greifen; Anstrich in heller (Signal-)Farbe; Licht am Anfang und Ende einer Treppe
Sitzmöbel	Sitzhöhe zu niedrig; keine Rutschfestigkeit; keine Lehnen; Position wegbehindernd; geringe Stabilität	günstige Sitzhöhe zum Aufstehen; rutschfest; stabil; gut beleuchtet
Türen	Schlösser/Griffe ungünstig zu bedienen oder instabil; Schwellen als Stolperfallen	ohne Schwellen; leichtgängig; feste Griffe; sichere, leichtgängige Schlösser an Außentüren; Sprechanlage

Nehmen Sie Stolperfallen im häuslichen Bereich nicht auf die leichte Schulter. Die Ursachen für Stürze sind meistens einfach zu beseitigen. Die Folgen hingegen sind oft lebenseinschneidende Veränderungen.

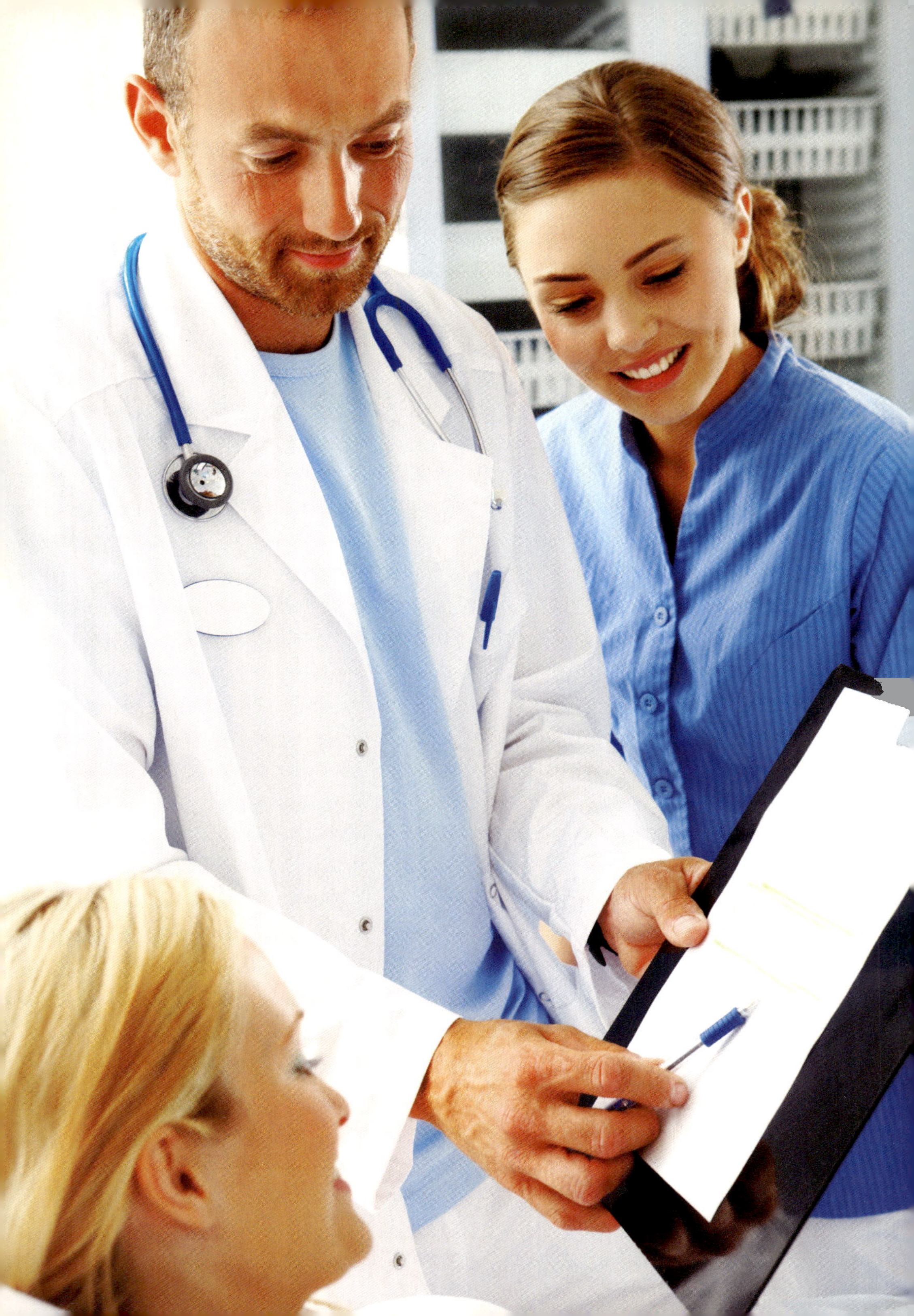

Diagnose und richtige Behandlung

Unsere Füße sind Tag für Tag hohen Beanspruchungen ausgesetzt. Kein Wunder also, dass sie sich hin und wieder bemerkbar machen – zumeist, wenn ihnen zu viel zugemutet wird.
Bei Fußbeschwerden und Schmerzen ist es sinnvoll, sich ärztlichen Rat einzuholen. Die Untersuchung durch einen Fachmann bietet eine gute Grundlage für die erfolgreiche Behandlung und kann ein Fortschreiten der Beschwerden verhindern. Und die Vielfalt der Behandlungsmöglichkeiten ist groß. Ob orthopädische Einlagen, Physiotherapie oder ein chirurgischer Eingriff – jedes Problem erfordert einen speziellen Eingriff.

Orthopädische Untersuchung

Die fachärztliche Untersuchung bezieht sich zunächst auf das allgemeine Aussehen des Fußes in seiner Gesamtheit. Dabei wird der Arzt folgende Aspekte berücksichtigen:

- Ist der Fuß anatomisch normal und gut entwickelt, sind die Füße äußerlich gleich?
- Wie ist die Form des Fußes und der Zehen?
- Sieht die Haut glatt und gesund aus, ist sie gut durchblutet?
- Sind die Zehennägel ebenmäßig und ist das Nagelbett rosig?
- Wie ist die Sohle beschaffen?
- Sind Schwielen erkennbar, die Hinweise auf eine Überbelastung liefern?

Dann wird Ihr Arzt Sie auffordern, sich hinzustellen, um Ihre Füße im Stand zu betrachten. Gesunde Füße sehen aus wie folgt:

- Im Stand sollte der innere Fußrand gleichmäßig gerade verlaufen.
- Die Ferse steht etwas nach innen angewinkelt, wie eingeknickt, auf dem Boden.

- Beide Knöchel sind als deutliche Knochenspitzen unter der Haut sichtbar.
- Der Fuß ist äußerlich im Stand als elastisch und dynamisch erkennbar. Insbesondere zeigt sich das deutlich ausgebildete innere Fußlängsgewölbe und ein gleichmäßig leicht bogenförmig gerundeter Vorfuß.
- Die Zehen sind gerade und stehen parallel zueinander.

Außerdem wird der Orthopäde Ihre Füße beim Gehen beobachten. Anhand folgender Kriterien erkennt er, ob der Fuß gesund ist:

- Beim Gehen rollt der Fuß seitengleich fließend in einer harmonischen Bewegung ab.
- Der Fuß wird mit dem Außenrand der Ferse aufgesetzt, macht dann eine geringe Einwärtsdrehung (Pronation), wobei die Belastung sich gleichzeitig nach vorn verlagert.
- Der Fußrücken nähert sich zunächst dem Unterschenkel, und zuletzt wird der Vorfuß mit den Mittelfußköpfchen belastet.
- Am Ende eines Schrittes stößt sich der Fuß mit der Großzehe vom Boden ab.
- Der gesamte Bewegungsvorgang soll harmonisch ablaufen und bei beiden Füßen nacheinander identisch erfolgen.

Ein gesunder und muskulär trainierter Fuß mit gut entwickelten Gelenken wirkt schon beim normalen Gehen sehr dynamisch. Wird die Geschwindigkeit erhöht bis hin zum Laufen, erkennt man den komplexen flüssigen Bewegungsablauf, der dem Körper eine große Kraft und Geschwindigkeit verleihen kann.

Wie teste ich meine Füße?

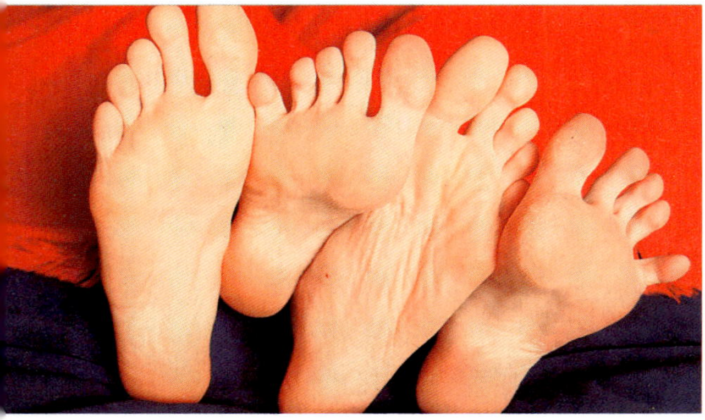

Der einfachste Test ist die aktive Bewegungsprüfung der einzelnen Bestandteile Ihres Fußes.

- Kann ich den Fuß im Sprunggelenk gut auf und ab bewegen? Diese Bewegung findet vornehmlich im oberen Sprunggelenk statt.
- Wie weit kann ich den Fuß kreisen lassen? Dabei wird insbesondere das untere Sprunggelenk bewegt.

- Wie beweglich ist der Mittelfuß, kann ich den Fußinnenrand z. B. zur Körpermitte hin einwärts drehen? Oder kann ich ihn vielleicht auch nach außen drehen, sodass die Zehen schräg vom Körper wegzeigen?
- Wie geschickt bin ich mit den einzelnen Zehen, lässt sich jede Zehe auf mein Kommando steuern ähnlich wie die Finger? Kann ich mit den Zehen etwas greifen oder eine kleine Geschicklichkeitsübung, etwa Schreiben, ausführen?

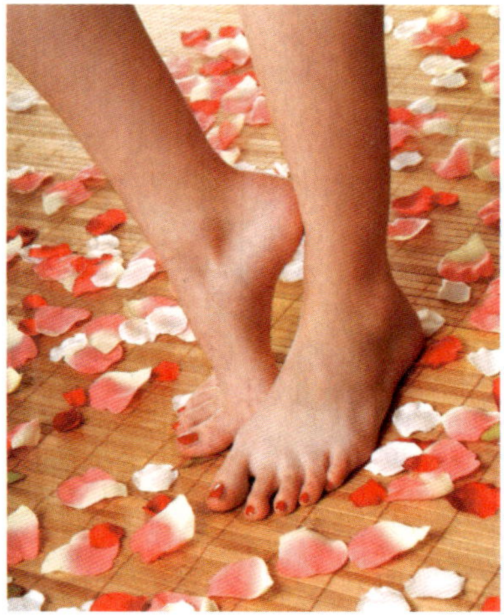

Probieren Sie es einmal aus: Es macht Spaß und lohnt sich, die einzelnen Bewegungen unserer Füße zu testen und ihre Fähigkeiten kennenzulernen. Treten dabei Schmerzen auf, sollten Sie allerdings unbedingt einen kompetenten Arzt aufsuchen.

Was hilft bei Fußproblemen?

Wenn Fußprobleme bestehen und die alltägliche Belastung nicht mehr beschwerdefrei ist, stellt sich die Frage nach einfacher Abhilfe. Hierbei ist nicht immer eine aufwendige medizinische Behandlung erforderlich. Es gibt viele kleine Hilfestellungen.

Orthopädisch-konservative Behandlung bei Kindern

Die konservative Therapie von Fuß-, Zehen- oder Sprunggelenkdeformierungen beginnt nach der Geburt. Angeborene Missbildungen, wie der Klumpfuß, der Sichel- oder Hackenfuß, werden kurzzeitig nach der Geburt mit Redressionsgips behandelt. Darunter versteht man einen Gipsverband, der umformende und korrigierende Eigenschaften hat und Fehlstellungen entgegenwirkt.
Sofern es sich um eine der zuvor beschriebenen Weichteilverkürzungen mit einem unnormalen Sehnen- oder Muskelzug handelt, kann eine manuelle Redression den Fuß in die Normalstellung

Bei Fußproblemen und Beschwerden sollten Sie sich an einen orthopädischen Facharzt wenden.

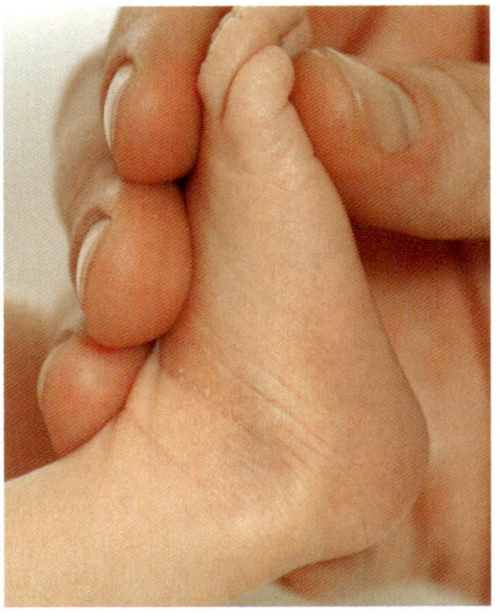

Kinderfüße entwickeln sich nicht nach einer Norm. Das richtige Wachstum sollte zusammen mit einem Kinderarzt und Orthopäden beobachtet werden.

überführen und in dieser Position fixieren. Neben angeformten Gipsverbänden gibt es auch vorgefertigte Schienen oder Orthesen.

Entwicklung des Kinderfußes

Beim Säugling ist eine kurzfristige Änderung entsprechend des Wachstums und des Therapieverlaufs erforderlich. Beim Klein- oder Schulkind kommen Einlagen zur Anwendung, sofern eindeutige Fußfehlstellungen oder Fehlbildungen bestehen.

Hier ist natürlich eine genaue Kenntnis der großen Variationsbreite in der Entwicklung eines Kinderfußes erforderlich. Der Plattfuß eines Kleinkindes in der Lauflernphase ist beispielsweise normal. In dieser Zeit haben die Kinder meist auch eine O-Bein-Stellung. Mit dem Wachstum und dem regelmäßigen Laufen formen sich in den folgenden Jahren die Beine und Füßchen um. Es entsteht häufig ein leichter Knickfuß einhergehend mit X-Beinen. Mit der äußeren Formveränderung der Bein- und Fußstellung vollzieht sich unsichtbar eine Stellungsänderung des Schenkelhalses im Hüftgelenk. Aus diesem Grund können wirkliche Abweichungen des Fußwachstums nur unter Berücksichtigung der Knie- und Hüftgelenkfunktion beurteilt werden.

Fehlerhafte Fußentwicklung

Wenn der Orthopäde oder Kinderarzt eine eindeutig fehlerhafte Entwicklung erkennt, ist die Einlagenbehandlung zu empfehlen. Eine Einlagentherapie ist durchaus keine passive Behandlung, denn der Kinderfuß bewegt sich weiterhin aktiv auf oder in der Einlage. Es wird dem Fuß zunächst lediglich ein anderer Untergrund angeboten, auf dem er eine veränderte Grundhaltung einnimmt. Diese geänderte Grundstellung muss dann geeignet sein, den gegebenen Stellungsabweichungen entgegenzuwirken. Selbstverständlich muss die Einlage gut in die vorhandenen Schuhe passen und dem Fuß einen Bewegungsspielraum gewähren (siehe Seite 134 ff.).

Physiotherapie

Zusätzlich ist es sinnvoll, außerhalb der Einlagen und Schuhe aktiv zu üben. Kinder und auch Erwachsene mit Fußfehlstellungen oder Fehlbildungen sollten immer auch physiotherapeutisch begleitet werden – und zwar durch eine komplexe Übungsbehandlung unter Einbeziehung der Muskelketten vom Fuß über die Beine und von den Hüften bis hin zum Oberkörper.

Besonders im Kindesalter kann eine einfache, spielerische Fußgymnastik mit Geschicklichkeitsübungen und kleinen Greifaufgaben für die Zehen und Füße durchgeführt werden. Auch das Balancieren und das Stehen auf einem Bein sind sinnvoll, um die Muskulatur zu kräftigen und die Koordination zu steigern.

Fußgymnastik für Kinder

Etwa ab Ende des zweiten Lebensjahres mit Erreichen eines sicheren Gangbildes können Kleinkinder Fußübungen mithilfe der Eltern oder älteren Geschwister durchführen.

Eine einfache Übung ist z. B. das Gehen auf Zehenspitzen. Hierbei muss der ganze Körper gestreckt werden, und das Kind lernt gleichzeitig, die Balance zu halten. Das bedeutet vollständige körperliche Aktivität und allgemeine Koordination des Nervensystems und der Muskeln.

Außerdem kann das Stehen auf einem Bein und bei sicherem, festem Stand das Hüpfen auf einem Bein geübt werden. Erinnern Sie sich an die Hinkespiele aus Ihrer Kindheit? Neben dem Spaß, den solche Spiele bereiten, wird gleichzeitig unbemerkt ein sehr wertvolles Trainingsprogramm absolviert.

Auch das Balancieren sollte man Kindern ermöglichen. Das Gehen auf einer Bordsteinkante oder kleinen Mauern kann immer wieder und überall ausprobiert werden. Wenn Sie unsicher sind, ob für Ihr Kind keine Unfallgefahr be-

Ein vorsichtiges, abgestuftes Eingreifen in das Wachstum kann erforderlich sein. Bewegungsübungen und ggf. Einlagen kommen häufig zur Anwendung.

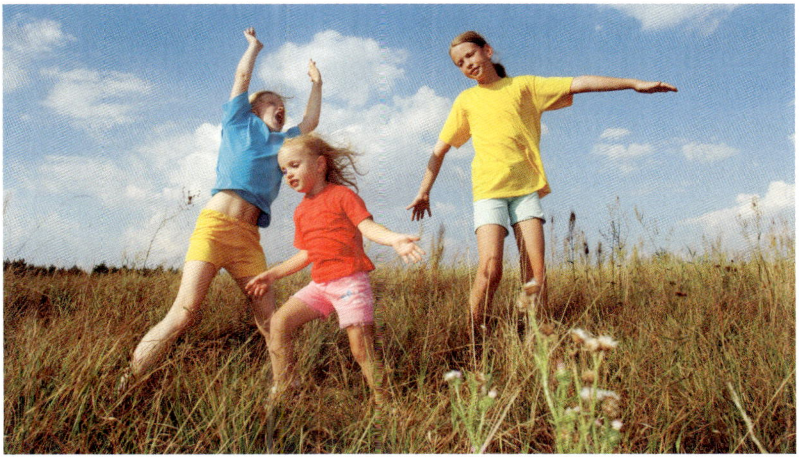

steht, kann man das Balancieren auf einem Seil üben, das auf dem Fußboden liegt.

Lassen Sie Kinder ihre eigenen Erfahrungen im Umgang mit dem Körper und den Füßen machen. Wir dürfen im Sinne einer positiven körperlichen Reifung auch nicht übervorsichtig oder gar ängstlich sein. Nur was der Körper erlebt und geübt hat, kann er im Laufe des Lebens ausführen. Und das Lernen fällt Kindern wesentlich leichter als Erwachsenen!

Orthopädische Einlagen und Schuhe

Die Behandlung einer Fußfehlstellung oder eingetretenen Deformierung der Füße kann in vielen Fällen mithilfe von Einlagen oder Schuhzurichtungen erfolgen. Über die Bedeutung einer Einlagenbehandlung sollten keine grundsätzlichen Zweifel bestehen. Einlagen sind ein Hilfsmittel und können dem betroffenen Menschen eine bedeutende Hilfe sein. Aber eben nur eine Hilfe, um eine körperliche Beeinträchtigung positiv zu beeinflussen. Wie so oft im Leben hängt der Sinn und Erfolg vom Bemühen um die richtige Anwendung und vom korrekten Einsatz der Hilfestellung ab. Hierbei liefert der Orthopädiefacharzt die theoretischen Überlegungen in Abhängigkeit vom Krankheitsbild, und der Orthopädiehandwerker setzt die Ideen mit Geschick und Können um.

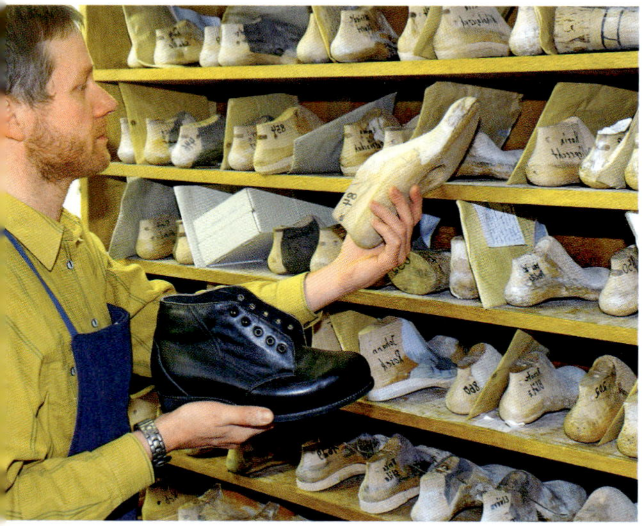

Gleichzeitig ist es wichtig, dass Einlagen und Schuhe zusammenpassen. Hauptproblem ist dabei oft, dass die Schuhe zu flach sind. Mit Einlage wird der Fuß im Schuh dann regelrecht platt gedrückt. Häufig ist es notwendig, dass zusätzliche Vorrichtungen am Schuh angebracht werden, um den medizinischen Effekt einer Einlagenbehandlung zu verwirklichen. Wenn Sie Einlagen neu verordnet bekommen, probieren Sie künftig neue Schuhe immer mit den Einlagen an.

Eine Einlage sollte immer vom Orthopädieschuhmacher an den jeweiligen Schuh angepasst werden, damit sie auch korrekt zum Schuh und in den Schuh passt. Nur so lässt sich die gewünschte Wirkung am besten ermöglichen.

Möglichkeiten der Behandlung

Das Orthopädieschuhmacherhandwerk arbeitet von der losen Einlage, die in den Konfektionsschuh gelegt wird, bis hin zum handwerklich angefertigten Maßschuh. Auf diese Weise können die meisten Fehlbildungen und Fehlstellungen im Fuß-, Zehen- oder Sprunggelenkbereich ausgeglichen werden.

Im Zusammenspiel mit modernen Materialien und Herstellungstechniken sind hier sehr individuelle und gut funktionierende Behandlungserfolge bei speziellen Fußproblemen möglich. Auch modische Aspekte werden berücksichtigt, um eine körperliche Beeinträchtigung nicht sichtbar werden zu lassen: Die Einlage liegt unbemerkt im Schuh, und Maßschuhe sind heute von modernen Konfektionsschuhen nicht mehr zu unterscheiden.

Orthopädische Einlagen werden unterteilt in korrigierende, entlastende und außerdem bettende Maßnahmen.

Korrigierende Maßnahmen

Bei Kindern mit Wachstumsfehlern ist meist eine korrigierende Einlagenbehandlung erforderlich. Dies kann beim Knickplattfuß die Anhebung des Fußlängsgewölbes sein. Beim Sichelfuß oder stark nach innen gedrehten Gang kommt die Dreibackeneinlage zur Anwendung. Dabei hält ein innenseitig vorgezogener Schnabel

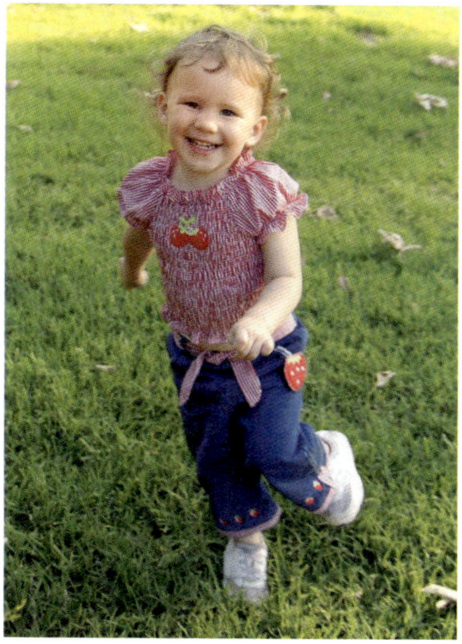

den Vorfuß an der Großzehe nach außen.

Entlastende Maßnahmen

Die im Laufe des Lebens durch Überlastung oder Verletzung entstandenen Fußverformungen können durch entlastende Einlagen zumindest teilweise ausgeglichen werden. So werden z. B. verstellte Fußknochen oder Druckstellen an den Zehen gezielt mit Mulden oder Polstern in der Einlage entlastet. Auf diese Weise finden eine wirksame Belastungsverteilung und ein Belastungsausgleich auf die noch gesunden Fußanteile statt.

Ein schmerzhaftes oder steifes Sprunggelenk kann durch eine Abrollsohle sehr wirksam entlastet werden. Durch die Abrundung der Einlage oder Schuhsoh-

Korrigierende Behandlungen durch Orthopädieschuhtechnik müssen sehr individuell und korrekt angepasst werden. Dann sind sie von hohem Nutzen und Erfolg.

Schuhzurichtungen sind oft eine sehr wirksame Hilfe ohne Nebenwirkungen. Probieren Sie es einfach aus!

le wird der Abrollprozess beim Gehen erheblich erleichtert.

Bei Vorfuß- und Zehengelenkschmerzen ist hingegen eine Schmetterlingsrolle wirksam. Dabei handelt es sich um eine hufeisenförmige Zwischensohle im Vorderschuh, welche die kleinen Zehengrundgelenke und die Mittelfußköpfchen vom Boden abhebt und so entlastet.

Mittelfußschmerzen beim Gehen können relativ einfach durch eine Ballenrolle oder eine Rundsohle erleichtert werden. Hierbei wird eine Sohle unter dem Schuh angebracht, die eine leichte Rundung aufweist. Auf diese Weise werden die Hebelkräfte der Fußknochen untereinander verringert, wenn durch Arthrose und Verschleiß kein ungestörtes Abrollen beim Bewegungsablauf mehr möglich ist.

Bettende Maßnahmen

Der kranke Fuß eines alten Menschen und insbesondere der Diabetikerfuß mit seiner äußerst empfindlichen Fußsohle und Fußhaut benötigen eine Bettungseinlage. Hierbei wird größter Wert auf sehr weiches, hautfreundliches Material gelegt. Die Füße dürfen keinem einseitigen Druck beim Stehen oder Gehen bzw. durch enge Schuhe ausgesetzt werden.

Vorteil der Behandlung

Es gibt eine große Vielzahl von Möglichkeiten, kranken Füßen zu helfen und Gehstörungen auszugleichen. Das Orthopädieschuhmacherhandwerk hat eine sehr alte Tradition und bietet eine sinnvolle Unterstützung der Behandlung durch den Facharzt.

Der besondere Vorteil der Behandlung mit orthopädietechni-

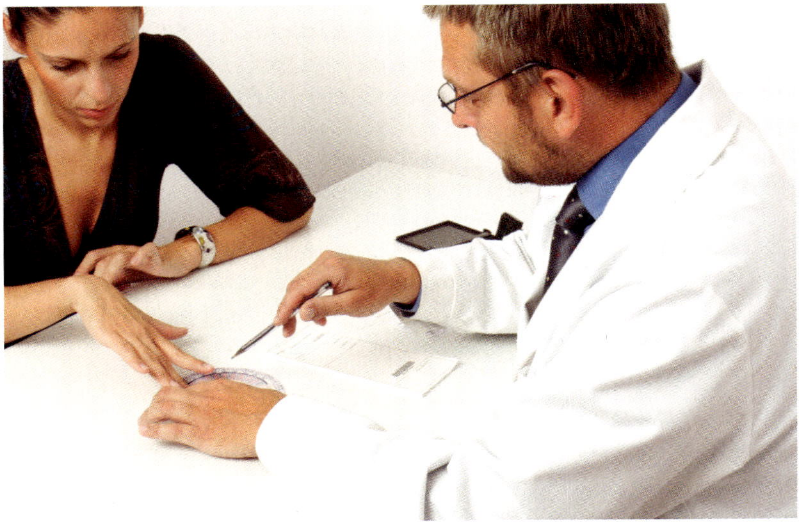

schen Hilfsmitteln besteht darin, dass bei sachgerechter Anfertigung und korrektem Gebrauch keine ernsthaften Nebenwirkungen auftreten. Orthopädische Einlagen und Schuhe können handwerklich immer wieder nachgebessert werden, und im Zweifelsfall legt man sie wieder zur Seite.

Orthopädisch-chirurgische Maßnahmen

Eine nicht manuell korrigierbare Fußfehlstellung, insbesondere der Klumpfuß, bedarf meist einer operativen Behandlung. Beim Säugling und Kleinkind genügt dabei in der Regel eine alleinige Verlängerung der verkürzten Sehnen und Gelenkkapseln am Fußinnenrand.

Operationen bei Erwachsenen

Schwere Fußfehlstellungen des erwachsenen Menschen müssen mit Eingriffen und operativen Veränderungen an den Fußknochen therapiert werden. Mittlerweile sind in der orthopädischen Chirurgie eine große Anzahl differenzierter Verfahren bekannt, um hier angeborene oder erworbene Fußschäden zu korrigieren bzw. zu verbessern. Knochen- und Weichteiloperationen werden ideal miteinander kombiniert. Auch das Einsetzen künstlicher Gelenke am Sprunggelenk mit sogenannten Endoprothesen (technisch hergestellte Ersatzgelenke) oder der künstliche Ersatz der Zehengelenke ist möglich.

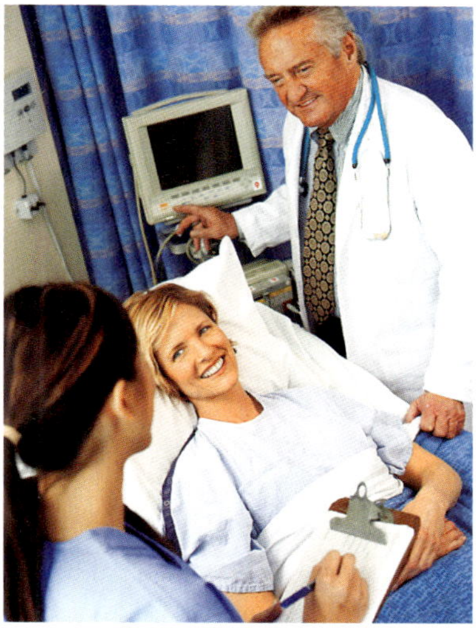

Erfreulicherweise hat sich inzwischen eine Spezialisierung zur Fußchirurgie vollzogen, sodass es eine Vielzahl sehr gut erprobter und erfolgreicher Methoden gibt.

Operationen bei Zehenfehlstellungen

Die wohl häufigsten Operationen von Fehlstellungen im Erwachsenenalter sind die Korrektur des Hallux valgus (siehe Seite 48 f.) und der Hammer- oder Krallenzehen (siehe Seite 49 ff.). Hierbei werden die Mittelfuß- oder Zehenknochen, die in eine Fehlstellung abgewichen sind, während einer Operation durch knöcherne Umstellung oder Teilentfernung (Teilresektion) wieder gerade ge-

Eine Operation kann schwere Fußprobleme lindern oder heilen. Sie stellt aber immer ein Risiko für die gesamte Gesundheit dar. Eine strenge Nachbehandlung ist in allen Fällen wichtig.

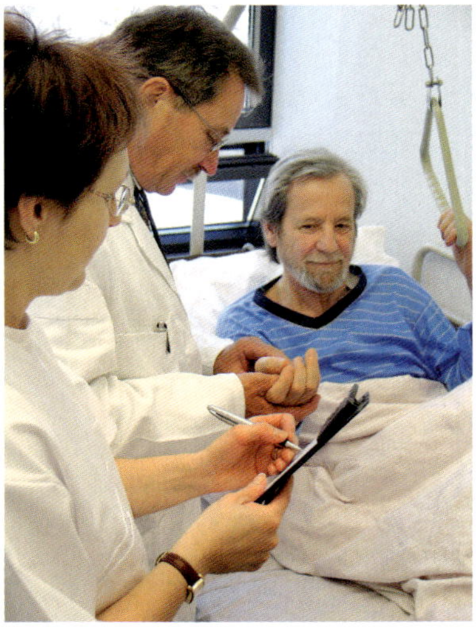

Kleine Zehen- oder Fußeingriffe erfordern nach der Operation die gleiche Sorgfalt und Geduld wie große Gelenke.

richtet. Die Teilentfernung eines Knochens kommt vorwiegend bei den einzelnen Gliedern der Kleinzehen zur Anwendung, weil einzelne dieser Knochen für die Gesamtfunktion entbehrlich sind.

Bei der Umstellungsoperation wird ein gekrümmter Knochen hingegen wieder begradigt, indem ein Keil herausgesägt und dann mit kleinen Drähten oder Schrauben wieder vereinigt wird. Diese Operationen sind sehr erfolgreich. Sie müssen jedoch korrekt durchgeführt werden. Außerdem sollte der Patient im Anschluss eine genügend lange Schonfrist einhalten – meist mindestens sechs Wochen.

Nachbehandlung

Der Erfolg aller Knochen- und Korrekturoperationen hängt wesentlich von einer konsequenten Nachbehandlung ab. Empfehlenswert ist meistens eine dauerhafte orthopädietechnische Schuhzurichtung.

Physiotherapie

Für betroffene Personen sind Fußfehlbildungen nicht nur ein ästhetisches Problem, sondern oft mit erheblichen Beschwerden und Schmerzen verbunden. Im Kindesalter kann therapeutische Fußgymnastik eine Fehlstellung gut verbessern und späteren Beschwerden vorbeugen. Je nach Ausprägung kann der Physiotherapeut aber auch bei Erwachsenen eine Korrektur der Fußfehlstellung erzielen.

Das für diese Thematik wichtigste Ziel der Physiotherapie ist die Wiederherstellung, Erhaltung und Förderung der Fußgesundheit. Folgende Maßnahmen sollen dies erreichen:

- spezielle Handgriffe aus der Manuellen Therapie,
- Massagetechniken im Rahmen der Fußreflexzonenbehandlung,
- Bewegungsanleitungen aus der Funktionellen Bewegungslehre (kurz FBL) und
- spezielle Therapieansätze (z. B. nach dem Konzept der Spiraldynamik).

Das von den Ärzten verschriebene bewegungstherapeutische Übungs- und Behandlungsprogramm orientiert sich an Ihren individuellen Bedürfnissen und dem jeweiligen Krankheitsbild. Damit Sie die physiotherapeutischen Behandlungen besser verstehen können, erhalten Sie einige Informationen zu den am weitesten verbreiteten Therapien.

Manuelle Medizin

Die manuelle Therapie (lateinisch; manus = Hand) dient in der Medizin zur Behandlung von Gelenk- und Muskelschmerzen. Der Name drückt aus, dass der Therapeut in der Regel nur seine Hände, d. h. keine Instrumente, gebraucht und so auf die Gelenke, Knochen und oberflächlichen Bindegewebe einwirken möchte. Manualtherapeuten erkennen Funktionsstörungen an den Sprunggelenken, den gelenkigen Verbindungen der Fußwurzelknochen oder den Zehengelenken durch Prüfung des Gelenkspiels und der umgebenden Gewebespannung. Eingeschränkte oder blockierte Gelenkbewegungen werden durch den Einsatz spezieller Handgriffe verbessert. Schmerzen in den Fußmuskeln, der Achillessehne oder ein schmerzhafter Fersensporn können durch gezielte Anspannungs- und Dehnübungen gelindert werden.

Fußreflexzonenmassage

Die Reflexzonentherapie ist eine Heilmethode, bei der der Mensch als Einheit betrachtet wird. Durch die Reizung von Nervenendpunkten an den Füßen soll eine Wirkung auf den Gesamtorganismus erzielt werden. Man geht davon aus, dass von den Reflexzonen bestimmte Nervenimpulse zum Gehirn geschickt werden und dort in das jeweils zuständige Areal des der Zone zugeordneten Organs gelangen.
Die geübten Hände des Therapeuten massieren bei der Behandlung kreisend Ihre Füße und stimulieren diese Punkte mit Daumendruck. Die Kombination aus sanftem Druck und Streicheleinheiten ist nicht nur angenehm und entspannend, sondern kann auch Schmerzen in den Füßen lindern (siehe Seite 100 ff.).

Funktionelle Bewegungslehre (FBL)

Die Funktionelle Bewegungslehre beschreibt das normale Bewegungsverhalten eines gesunden

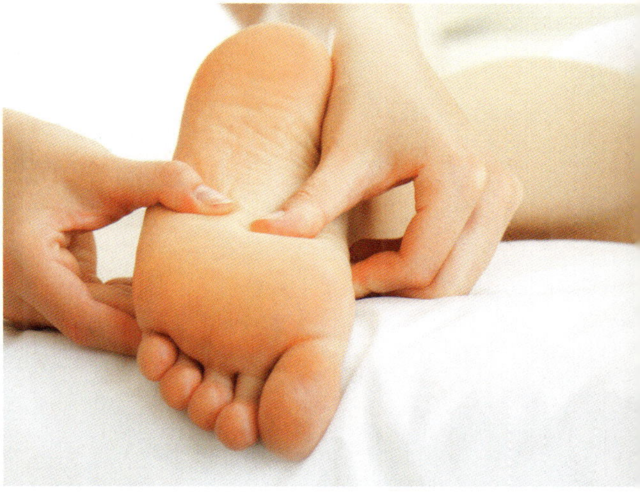

Menschen. Sie vermittelt dem Therapeuten die Fähigkeit, zu sehen und zu spüren, was alles geschieht, wenn sich ein Mensch bewegt und hilft ihm zu erkennen, wann und warum sich „Abweichungen" einstellen.

Ein in der Funktionellen Bewegungslehre geschulter Therapeut kann Ihre Körperstatik oder Bewegungsabläufe beim Gehen und Laufen genau analysieren. Abweichungen vom normalen Bewegungsverhalten eines gesunden Menschen werden als die Hauptursache für Muskel- und Gelenkbeschwerden angesehen. So kann z. B. eine Funktionsstörung am Großzeh eine Gehstörung auslösen, die zu einer Fehlbelastung der Wirbelsäule mit anschließenden Rückenschmerzen führt. Wird die Ursache der Gehstörung beseitigt, lässt durch die Harmonisierung des gesamten Bewegungsmusters auch der Schmerz im Rücken nach. Somit schließt sich nach der Analyse der Körperhaltung und Bewegungsabläufe eine systematische Bewegungsschulung an. Letztere orientiert sich an therapeutischen Übungen zur Funktionellen Bewegungslehre.

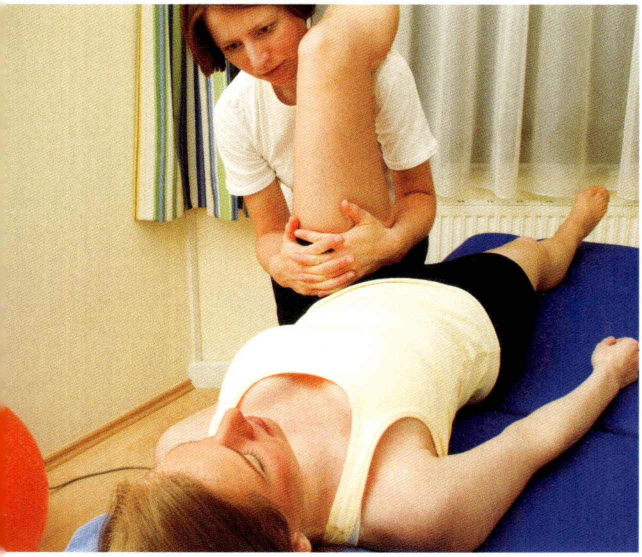

Spiraldynamik

Nach dem Prinzip der Spiraldynamik bewegen sich alle Fußgelenke und Fußgewölbe spiralartig. Längs- und Quergewölbe sind durch eine gegensinnige Schraubung (Torsion) von Vor- und Rückfuß miteinander verkeilt. Der Rückfuß dreht nach außen, der Vorfuß nach innen. Das muskelgefederte Quergewölbe des Vorfußes ist der wichtigste Stoßdämpfer des Körpers und wird durch Bänder und Muskeln elastisch verspannt.

Die Fußgewölbestruktur wird instabil, wenn diese gegensinnige Schraubung nachlässt. Diese Entwicklung wird als der Anfang vieler Fußprobleme bis hin zu Spreizfuß und Hallux valgus betrachtet. Mit gezielter Wahrnehmung, Bewusstmachung und speziellen Übungen soll nach dem Prinzip der Spiraldynamik die normale Fußgewölbekonstruktion muskulär stabilisiert werden.

Weiterführende Informationen

**Fußbeschwerden beeinträchtigen die Lebensqualität der Betroffenen erheblich. Bereits die einfachsten Aktivitäten, etwa der Spaziergang oder der Schaufensterbummel, werden zur Qual. Aber das muss nicht sein. Wer seine Füße richtig behandelt und einen gesunden Lebensstil pflegt, kann Fußproblemen vorbeugen.
Dafür ist es allerdings wichtig, über Ursachen und Symptome gut informiert zu sein. Denn nur wer sich mit möglichen Beschwerden auskennt, kann Risikofaktoren meiden. Im folgenden Glossar werden die wichtigsten Begriffe noch einmal erklärt.**

Glossar

Abduktion: Bewegung zur Körperaußenseite hin, vom Körper weggerichtete Bewegung.

Adduktion: Bewegung eines Glieds oder Körperteils an Arm oder Bein zur Körpermitte hin.

Anatomie: Medizinische Lehre vom Bau und von der Zusammensetzung des Körpers bis in die Einzelheiten der Organe und Zellen.

Dorsalextension: Beugung nach oben oder hinten in die Überstreckung. Auf den Fuß bezogen bedeutet dies die Bewegung zum Unterschenkel hin.

Fußgewölbe: Knöcherne Konstruktion mit dreidimensionaler Gewölbeausformung, abhängig von der Form und Anordnung der Knochen und gehalten sowie verspannt durch die Bänder und Muskeln.

Hallux valgus: Schiefstellung der Großzehe in ihrem Grundgelenk nach außen, oftmals in Verbindung mit einem entzündlichen Ballen.

Hammerzehe: Fehlstellung der kleinen Zehen mit Überstreckung im Grundgelenk und Beugung im Zehenmittelgelenk, die von der Seite wie ein kleiner Hammer aussieht.

Hühnerauge: Entzündete Hautdruckstelle an den Zehen, meist über einem Gelenkknochen gelegen. Die entzündlich geschwollene, kreisrunde Haut mit einer zentralen Rötung oder schwielenartigen Verhärtung erinnert an das Auge eines Huhns.

Krallenzehe: Fehlstellung der kleinen Zehen mit einer Beugekontraktur im Zehenmittel- und -endgelenk, die von der Seite wie eine Vogelkralle aussieht. Ursache sind verkürzte Sehnen am Fuß.

Pilze: Flächige, unregelmäßig begrenzte Hautveränderungen, die oft jucken und die Haut wie wund aussehen lassen. Pilze sind Mikroorganismen, ähnlich den Bakterien.

Plantarflexion: Beugung nach unten zur Fußsohle hin.

Pronation: Fachbegriff für Auswärtsdrehung. Der Fuß wird im Sprunggelenk und Fußwurzelknochen zur Körperaußenseite hin gedreht. Diese Bewegung wird durch den Bandapparat und den Außenknöchel am Wadenbein gebremst und ist daher normalerweise nur in geringem Ausmaß möglich.

Propriozeption: Tiefenwahrnehmung; unbewusste Information aus den Muskeln und Sehnen, die uns die Körperhaltung wahrnehmen lässt.

Reflex: Nervenaktivität, die unbewusst abläuft und eine direkte Aktion zwischen Nervenzelle im Rückenmark und zugehörigem Muskel erlaubt. Wichtig zur Abwehr bei Gefahr oder zur Flucht.

Rezeptor: Spezialisierte Zelle des Körpers, die auf physikalische (Druck, Zug, Temperatur) oder chemische (Säuren, Enzyme) Reize reagiert und diese in eine für das Nervensystem erkennbare Information umwandelt.

Supination: Fachbegriff für Einwärtsdrehung. Der Fuß bewegt sich im Sprunggelenk und Fußwurzelbereich zur Körpermitte hin, sodass die Fußsohle nach innen zeigt. Der Fußaußenrand wird dabei gleichzeitig gesenkt.

Umknicktrauma: Unbeabsichtigte Einwärtsdrehung des Fußes durch Stolpern oder Hängenbleiben mit dem Vorfuß oder den Zehen. Häufigster Grund für Bänderverletzungen am Fuß.

A

Arterielle Verschlusskrankheit 118 f.
Arthrose 51
Aufrechter Stand 7 f., 35
Äußeres Längsgewölbe 28

B

Ballenhohlfuß 53
Bänder 23 f.
Bänderriss 55 ff.
Barfußgehen 12, 41, 76 f.
Berufsbedingte Belastungen 62 ff.

D

Diabetiker 70, 117 ff.
Dorsalextension 9

E

Einlegesohlen 86, 132, 134 ff.

F

Fersenbein 19 f.
Fersensporn 52
Funktionelle Bewegungslehre 139 f.
Fußbad 105 f.
Fußgewölbe 28 f., 64
Fußgymnastik 92 ff., 133 f.
Fußheberlähmung 53 f.
Fußmatte 90 f.
Fußpilz 69 ff., 113 ff.
Fußskelett 19, 20
Fußwurzelknochen 19 f.

G

Gehbewegung 35 ff.
Gelenke 21 ff.
Gesamtenergieverbrauch 10

H

Hackenfuß 46
Hallux rigidus 51 f.
Hallux valgus 48 f.
Hammerzehen 49 ff.
Hauteinrisse 67 f.
Hautpflege 104 ff.
Hautpilz 115
Hirnstamm 32
Höhenverstellbare Büromöbel 90
Hühnerauge 68

I

Inneres Längsgewölbe 28

K

Kahnbein 20
Kalte Füße 105 f.
Kapseln 23 f.
Keilbeine 20
Kinderfuß 38 ff., 131 ff.
Kinderlähmung 53
Kleinhirn 31 f.
Klumpfuß 45 f.
Knochenbrüche 57 f.
Knochengerüst 19 ff.
Körpersprache 15 f.
Krallenzehen (→ Hammerzehen)
Kurze Fußmuskulatur 26 f.
Kurzer Wadenbeinmuskel 25

L

Langer Großzehenstrecker 24
Langer Wadenbeinmuskel 25
Langer Zehenstrecker 24 f.

M

Massage 100 ff.
Mischarbeit 87 f., 89
Mittelfußknochen 20 f.
Motocortex 31
Muskeln 24 ff.
Muskelpumpe 65

N

Nagelpilz 113 ff.
Nervenfehlfunktionen 52 ff.

O

Operation 137 f.
Orthopädische Behandlung 129 f., 131 ff., 134 ff., 137 f.
Osteoporose 57

P

Physiotherapie 132 f., 138 ff.
Plantarflexion 9
Plattfuß 46
Pronation 9

Q

Quergewölbe 28

R

Reflexzonenmassage 102 f., 139

S

Schollenmuskel 26
Schuhe
– Absatz 60 f., 78
– Arbeitsschuhe 85 f.
– Fersenführung 78
– Fußgerechte Schuhe 77 ff.
– Hinten offene Schuhe 62
– Kinderschuhe 41, 42
– Laufschuhe 84 f.
– Orthopädische Schuhe 134 ff.
– Schnürung 78
– Schuhform 78
– Schuhkauf 41, 79 f., 84
– Schuhklima 80 f.
– Schuhlänge 77
– Schuhweite 77 f.
– Sohle 78 f.
– Spitze Schuhe 61 f., 114
– Sportschuhe 81 ff.
Schweißfüße 72 ff.
Schwiele 67 f.
Schwimmfalten 47
Senkspreizfuß 48
Sichelfuß 45, 46
Spiraldynamik 140
Sporttraumata 58 f.

Sprungbein 19, 22
Sprunggelenk
– oberes 21 f.
– unteres 22
Stehhilfe 90, 91
Sturzprophylaxe 121 ff.
Supination 9

T

Tiefe Muskeln 26

U

Übergewicht 98, 117

V

Venenklappe 65 f.
Verbrennung 59 f.
Verhornung 67 f.
Verstauchung 55 ff.
Vorderer Schienbein-
muskel 24

W

Warze 68 f., 111 ff.

Z

Zehengelenke 23
Zehenknochen 21
Zehennägel 108 ff.
Zerquetschung 59
Zwillingswaden-
muskel 25 f.

Bildnachweis

Wir bedanken uns herzlich bei allen Bildlieferanten, die uns durch die Bereitstellung von Abbildungen freundlicherweise unterstützt haben.

aboutpixel.de: Rainer Sturm 39
Compact Verlag: 82
djd deutsche journalisten dienste: djd/URGO 14; djd/ADA Möbelfabrik 16; djd/Jentschura International 30; djd/Suedliche Weinstraße e.V. 36; djd/Pronovis GmbH 37; djd/Gynokadin 58; djd/KarstadtQuelle Versichungen 64, 121, 137; djd/Schuster Public Relations & Media Consulting 67; djd/Isgro-Gesundheitskommunikation 71; djd/Industrieverband WerkMoertel 73; djd/Schwaebische Alb 76, 83; djd 78; djd/BÄR 81, 87, 117; djd/Bio Pin Vertriebs GmbH 86; djd/Bundesverband der Deutschen Volksbanken und Raiffeisenbanken BVR 88; djd/Publicis Consultants Deutschland 90; djd/MTS GmbH Bike Holidays e. V. Maishofen 97; djd/Vital Schuhe 100; djd/Feldkirchner Medienpartner GmbH Hotel Cristal 101; djd/Apotheker Walter Bouhon GmbH 106; djd/Protina 111; djd/Ogilvy 115; djd/DAK Pressestelle 119; djd/RatGeberZentrale 122; djd/Panthermedia 123; djd/Santen 126
Eurotherme: 102, 103
fotolia.de: Monika Adamczyk 4 u., 25, 44, 105, 109, 113, 116; Yuri Arcurs 5 u., 128, 139; Richard Villalon 34; Slawomir Jastrzebski 43; karaboux 59; iofoto 62; Udo Kroener 63, 125; Marina Bartel 70; Dean Sanderson 72; Christa Eder 77; Anne Katrin Figge 104; Tomo Jesenicnik 108; Medved 110; SyB 131; cede 130; Anja Roesnick 132; Hallgerd 133; Heather Craig 135; endostock 136; Gina Sanders 138
Heller, Sonja: Infokastensymbol „Figur"
Klosterfrau Gesundheitsdienst: 56
Kuhnt, Ulrich: 10, 92, 93 (6), 94 (6), 96 (3)
mauritius images: 4 (o., M.), 5 o., 6, 18, 54, 74, 79
Odlo ©Thomas Ulrich: 33, 112
Photocase.de: johannesmf 13; Jutta Rotter 15; Gortinocoiel 50; A. P. 52; kaffeetrinken 60; Thomas Martin Pieruschek 118
Picture Alliance: picture-alliance/photoshot 55; picture-alliance/ZB 134; picture-alliance/KPA/Thomas 140
Pixelio.de: Stephanie Hofschlaeger 47, 66, 68
Stock.xchng: Pernilla Lindmon Gauffin 12; Christie Merrill 40; Ramzi Hashisho 48 o.; Sergei Krassii 49; Miguel Angel Navarro 53; Leandro Gomes Moreira 61; Mar N 65; Marigroth 69; Alfonso Romero 80
Alle Illustrationen: Sabine Gerke